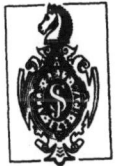

G. Triebig   H. Valentin (Hrsg.)

# Examensfragen zur Arbeitsmedizin und Sozialmedizin

Mit 851 Fragen
und einem separaten Antwortschlüssel

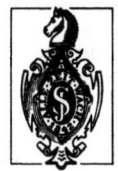

Springer-Verlag
Berlin Heidelberg New York
London Paris Tokyo

Priv.-Doz. Dr. Gerhard Triebig
Prof. Dr. Helmut Valentin
Institut für Arbeits- und Sozial-Medizin und
Poliklinik für Berufskrankheiten
der Universität Erlangen-Nürnberg
Schillerstr. 25/29
D-8520 Erlangen

ISBN-13:978-3-540-17738-8    e-ISBN-13:978-3-642-72620-0
DOI: 10.1007/978-3-642-72620-0

CIP-Kurztitelaufnahme der Deutschen Bibliothek. Triebig, Gerhard:
Examensfragen zur Arbeitsmedizin und Sozialmedizin: 851 Fragen / [Gerhard Triebig; Helmut Valentin]. – Berlin; Heidelberg; New York; London; Paris; Tokyo: Springer, 1987.
ISBN-13:978-3-540-17738-8

NE: Valentin, Helmut:; HST

Dieses Werk ist urheberrechtlich geschützt. Die dadurch begründeten Rechte, insbesondere die der Übersetzung, des Nachdrucks, des Vortrags, der Entnahme von Abbildungen und Tabellen, der Funksendung, der Mikroverfilmung oder der Vervielfältigung auf anderen Wegen und der Speicherung in Datenverarbeitungsanlagen, bleiben, auch bei nur auszugsweiser Verwertung, vorbehalten. Eine Vervielfältigung dieses Werkes oder von Teilen dieses Werkes ist auch im Einzelfall nur in den Grenzen der gesetzlichen Bestimmungen des Urheberrechtsgesetzes der Bundesrepublik Deutschland vom 9. September 1965 in der Fassung vom 24. Juni 1985 zulässig. Sie ist grundsätzlich vergütungspflichtig. Zuwiderhandlungen unterliegen den Strafbestimmungen des Urheberrechtsgesetzes.

© Springer-Verlag Berlin Heidelberg 1987

Die Wiedergabe von Gebrauchsnamen, Handelsnamen, Warenbezeichnungen usw. in diesem Werk berechtigt auch ohne besondere Kennzeichnung nicht zu der Annahme, daß solche Namen im Sinne der Warenzeichen- und Markenschutz-Gesetzgebung als frei zu betrachten wären und daher von jedermann benutzt werden dürften.

# Vorwort

Bekanntlich ist nach jahrelangen Diskussionen über eine moderne, effektive und zweckmäßige Ausbildung der Mediziner am 28. Oktober 1970 die Approbationsordnung für Ärzte im Bundesgesetzblatt veröffentlicht worden. Sie ist seit dem Winter-Semester 1972/73 die Grundlage für die Ausbildung zum Arzt an den Universitäten der Bundesrepublik Deutschland. Ziel dieser Approbationsordnung war:
a) eine Verkürzung des Studiums,
b) eine Straffung des Unterrichts,
c) eine Anpassung der Unterrichtsinhalte an die praktischen Bedürfnisse,
d) eine Objektivierung der Prüfungen und
e) im Ganzen eine qualitative Verbesserung der ärztlichen Ausbildung.

In den letzten Jahren hat erneut eine rege Diskussion über die Zielsetzungen und ihre Verwirklichung eingesetzt. Nach heute weitgehend übereinstimmender Meinung ist durch verschiedene Faktoren bedingt eine qualitative Verbesserung insbesondere in den praktisch-klinischen Teilbereichen nicht erreicht worden. Als Gründe werden die ständig steigenden Zahlen der Medizinstudenten, die Änderung des Lernverhaltens der Studenten, die Ausrichtung der Prüfungen auf die schriftliche Form, die Hauptvorlesungen lediglich als Angebot usw. diskutiert. Auch nach der zwischenzeitlich erfolgten 5. Novellierung der Approbationsordnung ist eine schriftliche Prüfung nach dem 2. klinischen Abschnitt obligatorisch vorgeschrieben. Hierbei hat die ökologische Fächergruppe eine angemessene Berücksichtigung gefunden.

Für die inhaltliche Gestaltung und Ausbildung der Mediziner sind die Kataloge der Prüfungsstoffe für die jeweiligen Abschnitte der Ärztlichen Vorprüfung bzw. Prüfung maßgeblich. Im Abschnitt IV Ökologisches Stoffgebiet heißt es für

die **Arbeitsmedizin:**
„Wichtigste Vorschriften über den gesundheitlichen Arbeitsschutz. Arbeitsmedizinische Untersuchungen zur Verhütung und Früherkennung beruflich bedingter Schäden. Analyse von Arbeitsplatz- und Berufsbelastung. Berufskrankheiten und das Berufskrankheiten-Verfahren. Ärztliche Aspekte der Rehabilitation Behinderter bei medizinischer, pädagogischer, sozialer und beruflicher Ein- und Wiedereingliederung in Gesellschaft, Familie, Schule und Arbeit."

Für die **Sozialmedizin** ist folgendes Stoffgebiet genannt: „Grundzüge der Sozialmedizin, Sozialmedizinische Probleme der Krankheitsentstehung und -verhütung. Grundfragen der sozialen Sicherung und der gesundheitlichen Betreuung der Bevölkerung. Sozio-ökonomische Probleme der Krankheit."

Das Institut für medizinische und pharmazeutische Prüfungsfragen, rechtsfähige Anstalt des Öffentlichen Rechts, Mainz hat unter Mitwirkung von Sachverständigen der Medizinischen Fakultäten und der Wissenschaftlichen Fachgesellschaften erstmalig im Oktober 1974 einen Gegenstandskatalog für den Zweiten Abschnitt der Ärztlichen Prüfung (GK 3) herausgegeben. Die Notwendigkeit, den Gegenstandskatalog für den Zweiten klinischen Abschnitt neu zu gestalten, ergab sich dann für das Mainzer Institut aus der Novelle zur Approbationsordnung für Ärzte vom 24. 02. 1978. Diese Neufassung der Approbationsordnung brachte eine nicht unerhebliche Veränderung der Prüfungsstoff-Kataloge mit sich, die bekanntlich als Anlagen Teil der Verordnung sind. Die zweite Auflage des Gegenstandskataloges wurde 1979 veröffentlicht. Auch hierin sind die Arbeitsmedizin und die Sozialmedizin angemessen vertreten.

Im Rahmen der Neuordnung des Medizinstudiums haben 1973 erstmalig G. Lehnert, J. Rutenfranz, H. Valentin, H. Wittgens und G. Jansen als Herausgeber Examens-Fragen der Arbeitsmedizin im Springer-Verlag, Berlin – Heidelberg – NewYork, veröffentlicht. In den letzten 14 Jahren sind sowohl in der Arbeitsmedizin als auch der Sozialmedizin große wissenschaftliche und praktische Fortschritte erzielt worden. Diese Feststellung gilt nicht nur für Diagnostik, Begutachtung und Therapie sondern auch für die Ursachenlehre und ihre Erforschung. Zusätzlich konnten wir in mehr als 20 Semestern Erfahrungen mit schriftlichen Prüfungen im Multiple-Choice-Verfahren sammeln und zwar sowohl am Schluß eines jeden Semesters der Vorlesungen und der ökologischen Kurse als auch als Sachverständige des IMPP in Mainz.

Auf Anregung des Springer-Verlages haben wir die Examens-Fragen für Arbeitsmedizin und Sozialmedizin gänzlich überarbeitet, neue Fragen eingefügt sowie die Fragen nach dem Gegenstandskatalog geordnet. Für die fortlaufend gewährte Unterstützung sei dem Verlag und seinen Mitarbeitern herzlich gedankt. Wir wünschen uns für die vorgelegte Sammlung, daß sie bei den Hochschullehrern dieser Fächer eine positive Aufnahme findet und die Medizinstudenten anregt, mehr als bisher die ökologischen Stoffgebiete als bedeutsam für Praxis und Klinik zu berücksichtigen.

Für weitere Wünsche, Anmerkungen und Anregungen sind wir dankbar.

Priv.-Doz. Dr. med. Dipl. Chem. G. Triebig
Prof. Dr. med. H. Valentin

Erlangen, im Januar 1987

# Inhaltsverzeichnis

Vorwort . . . . . . . . . . . . . . . . . . . . . . . V

Hinweise zur Benutzung der Fragensammlung . . . . XI

**Fragen zum Teil Arbeitsmedizin**

1. Gesetzliche Grundlagen der Berufskrankheiten . . 3
2. Durch chemische Einwirkungen verursachte Berufskrankheiten . . . . . . . . . . . . . . . . . 10
3. Durch physikalische Einwirkungen verursachte Berufskrankheiten . . . . . . . . . . . . . . . . . 40
4. Durch Infektionserreger oder Parasiten verursachte Berufskrankheiten oder Tropenkrankheiten . . . . 56
5. Berufsbedingte Erkrankungen der Lunge und der Atemwege . . . . . . . . . . . . . . . . . . . . . 63
6. Berufsbedingte Hauterkrankungen . . . . . . . . 89
7. Arbeitsunfälle . . . . . . . . . . . . . . . . . . . 96
8. Berufsbezogene Schäden . . . . . . . . . . . . 107
9. Arbeitsphysiologie . . . . . . . . . . . . . . . . 111
10. Arbeitspsychologie . . . . . . . . . . . . . . . 131
11. Arbeitsplatz und Umgebungseinflüsse . . . . . . 136
12. Grundlagen des Arbeitsschutzes . . . . . . . . . 144
13. Organisation und Aufgaben . . . . . . . . . . . 156
14. Wichtige Rechtsnormen . . . . . . . . . . . . . 163
15. Begutachtungskunde . . . . . . . . . . . . . . 173

**Fragen zum Teil Sozialmedizin**

1. Sozialmedizinische Probleme der Krankheitsentstehung . . . . . . . . . . . . . . 193
2. Grundfragen der sozialen Sicherung . . . . . . . 218
3. Sozialmedizinische Probleme der Krankheitsverhütung . . . . . . . . . . . . . . . 237
4. Grundfragen der gesundheitlichen Betreuung . . . 245

Anhang . . . . . . . . . . . . . . . . . . . . . . . . 255

Antwortschlüssel
(in Tasche auf Umschlagseite 3)

# Hinweise zur Benutzung der Fragensammlung

*Aufgabentyp A: Einfachauswahl*

Von diesen Antwortmöglichkeiten sollen Sie eine einzige auswählen. Je nach Formulierung der Aufgabe wird als richtige Lösung anerkannt:
entweder die einzig richtige Antwort oder Aussage
oder die einzig falsche Antwort oder Aussage
oder die im Sinne der Fragestellung beste bzw. am wenigsten zutreffende Antwort oder Aussage
Lesen Sie bitte *grundsätzlich immer* alle fünf Antwortmöglichkeiten sorgfältig und vollständig durch!

*Aufgabentyp B: Aufgabengruppe mit gemeinsamem Antwortangebot – Zuordnungsaufgaben*

Erläuterung: Jede dieser Aufgabengruppen besteht aus:
    a) einer Liste mit numerierten Begriffen, Fragen oder Aussagen (Liste 1 = Aufgabengruppe)
    b) einer Liste von 5 durch die Buchstaben A. – E. gekennzeichneten Antwortmöglichkeiten (Liste 2)
Sie sollen zu jeder numerierten Aufgabe der Liste 1 aus der Liste 2 die eine Antwort A. bis E. auswählen, die Sie für zutreffend halten oder von der Sie meinen, daß sie im engsten Zusammenhang mit dieser Aufgabe steht. Bitte beachten Sie, daß jede Antwortmöglichkeit A. bis E. auch für mehrere Aufgaben der Liste 1 die Lösung darstellen kann.

*Aufgabentyp C: Kausale Verknüpfung*

Erläuterung: Dieser Aufgabentyp besteht aus drei Teilen:
Teil 1: Aussage 1
Teil 2: Aussage 2
Teil 3: Kausale Verknüpfung (weil)
Jede der beiden Aussagen kann unabhängig von der anderen richtig oder falsch sein. Wenn beide Aussagen richtig sind, so kann die Verknüpfung durch „weil" richtig oder falsch sein. Entnehmen Sie den richtigen Lösungsbuchstaben nach Prüfung der einzelnen Teile dem nachfolgenden Lösungsschema.

| Antwort | Aussage 1 | Aussage 2 | Verknüpfung |
|---|---|---|---|
| A | richtig | richtig | richtig |
| B | richtig | richtig | falsch |
| C | richtig | falsch | — |
| D | falsch | richtig | — |
| E | falsch | falsch | — |

*Aufgabentyp D: Aussagenkombination*

Erläuterung: Bei diesem Aufgabentyp werden mehrere durch Zahlen gekennzeichnete Aussagen gemacht. Wählen Sie bitte die zutreffende Lösung unter den 5 vorgegebenen Aussagenkombinationen A. – E. aus.

# Fragen zum Teil
Arbeitsmedizin

# 1. GESETZLICHE GRUNDLAGEN DER BERUFSKRANKHEITEN

AUFGABENTYP A

1.001 Welche Aussage trifft zu?

Die Leistungspflicht nach Feststellung einer Berufskrankheit ist geregelt

A. im Bundesversorgungsgesetz
B. im Sozialhilfegesetz
C. in der gesetzlichen Krankenversicherung
D. in der gesetzlichen Rentenversicherung
E. in der gesetzlichen Unfallversicherung

1.002 Welche Aussage trifft zu?

Gegen einen rechtsmittelfähigen Bescheid im Rahmen eines Ermittlungsverfahrens wegen einer Berufskrankheit kann der Versicherte Klage erheben vor dem

A. Amtsgericht
B. Verwaltungsgericht
C. Sozialgericht
D. Arbeitsgericht
E. Ordnungsamt

1.003 Welche Aussage trifft nicht zu?

Die Berufskrankheitenverordnung hat ihre Rechtsgrundlage in § 551 (1) der Reichsversicherungsordnung. Sie bestimmt, daß

A. der Versicherte vom Träger der Unfallversicherung aufgefordert werden muß, die gefährdende Tätigkeit aufzugeben, wenn die Gefahr des Entstehens, des Wiederauflebens oder der Verschlimmerung einer Berufskrankheit besteht
B. jeder Arzt oder Zahnarzt bei begründetem Verdacht auf eine Berufskrankheit eine "Ärztliche Anzeige über eine Berufskrankheit" an die zuständige Berufsgenossenschaft oder den Staatlichen Gewerbearzt erstatten muß
C. alle bei der Berufsarbeit auftretenden Krankheiten meldepflichtig und je nach resultierender Erwerbsminderung entschädigungspflichtig sind
D. der Arzt für die Anzeige einer Berufskrankheit eine Gebühr erhält
E. die Träger der Unfallversicherung bei Verdachtsfällen von Berufskrankheit den zuständigen Staatlichen Gewerbearzt unterrich-

ten müssen

1.004 Welche Aussage trifft <u>nicht</u> zu?

Berufskrankheiten nach der BeKV-Liste sind
- A. Schleimhautveränderungen, Krebs oder andere Neubildungen der Harnwege durch aromatische Amine
- B. durch Asbest verursachtes Mesotheliom des Rippenfells und des Bauchfells
- C. durch Kobalt und seine Verbindungen verursachte Veränderungen des blutbildenden Systems
- D. Erkrankungen durch Arsen oder seine Verbindungen
- E. Erkrankungen durch ionisierende Strahlen

## AUFGABENTYP B

Die Abbildung zeigt die Verschiebungen im Berufskrankheitengeschehen seit 1953 am Beispiel der Entwicklung einer erstmaligen Entschädigungspflicht für zwei ausgewählte Berufskrankheiten.
Ordnen Sie den beiden Kurven der Liste 1 die entsprechende Berufskrankheit der Liste 2 zu

| Liste 1 | Liste 2 |
|---|---|
| 1.005 Kurve 1 | A. Lärmschwerhörigkeit |
|  | B. Bleivergiftung |
| 1.006 Kurve 2 | C. Farmer-Lunge |
|  | D. Silikose |
|  | E. Hautkrankheit |

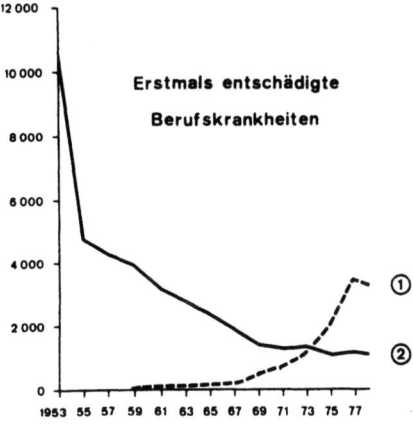

## AUFGABENTYP C

1.007 An der Gesamtheit der entschädigungspflichtigen Berufskrankheiten sind die durch chemische Einwirkungen verursachten Gesundheitsschäden mit einem relativ geringen Prozentsatz beteiligt,

   weil

   am Arbeitsplatz durch Chemikalien hervorgerufene Gesundheitsschäden häufig als Arbeitsunfälle entschädigt werden.

1.008 Wenn eine nicht in der Liste der Berufskrankheitenverordnung aufgeführte Krankheit nach neueren wissenschaftlichen Erkenntnissen durch besondere Einwirkungen bei der Berufsarbeit verursacht ist, kann sie dennoch nicht wie eine Berufskrankheit entschädigt werden,

   weil

   grundsätzlich nur die in der Berufskrankheitenliste aufgeführten Krankheiten wie eine Berufskrankheit entschädigt werden dürfen.

1.009 Berufskrankheiten sind rechtlich Arbeitsunfällen gleichgestellt,

   weil

   Berufskrankheiten in der Regel aufgrund von spezifischen Arbeitsplatzeinwirkungen innerhalb einer Arbeitsschicht entstehen.

AUFGABENTYP D

1.010 Welche Aussage trifft zu?

Die sozio-ökonomische Bedeutung der Berufskrankheiten für die Bundesrepublik ergibt sich aus der Zahl

1. der ca. 190 tödlichen Berufskrankheiten pro Jahr
2. der ca. 6.000 neu rentenpflichtigen Berufskrankheiten pro Jahr
3. der ca. 35.000 neu angezeigten Berufskrankheiten pro Jahr
4. der ca. 80.000 laufend zu zahlenden Berufskrankheitenrenten
5. von mehr als 1 Milliarde DM pro Jahr an Gesamtaufwendungen für Berufskrankheiten

A. nur 1 bis 3 sind richtig
B. nur 1,3 und 5 sind richtig
C. nur 2 bis 5 sind richtig
D. alle Antworten sind richtig
E. keine Antwort ist richtig

1.011 Welche Aussage trifft zu?

Eine Berufskrankheit

1. ist im Rahmen der Unfallversicherung dem Arbeitsunfall gleichgestellt
2. wird durch länger dauernde und wiederholt schädliche Einwirkungen am Arbeitsplatz hervorgerufen
3. ist durch die zuständige Berufsgenossenschaft bei Anerkennung entschädigungspflichtig
4. erfordert bei Begutachtung nicht die Berücksichtigung dispositioneller Faktoren
5. kann als solche nur anerkannt werden, wenn sie in der Anlage zur Berufskrankheitenverordnung aufgeführt ist

A. nur 1 ist richtig
B. nur 2 und 4 sind richtig
C. nur 3 und 5 sind richtig
D. nur 1, 2 und 3 sind richtig
E. 1 - 5 = alle sind richtig

1.012 Welche Aussage trifft zu?

Schutz der gesetzlichen Unfallversicherung bei Berufskrankheiten bedeutet

1. Krankenbehandlung - sowohl stationär als auch ambulant

2. Arbeitslosengeld
3. berufliche Wiedereingliederung
4. Arbeitslosenhilfe
5. Geldleistungen, z.B. Rente an Erkrankte oder Hinterbliebene

A. nur 1 bis 3 sind richtig
B. nur 1, 3 und 5 sind richtig
C. nur 2 und 4 sind richtig
D. nur 3 bis 5 sind richtig
E. alle Antworten sind richtig

1.013 Welche Aussage trifft zu?

Eine Berufskrankheit

1. ist einem Arbeitsunfall rechtlich gleichgestellt
2. liegt nur dann vor, wenn die entsprechende Erkrankung in der Liste der Berufskrankheiten aufgeführt ist
3. kann ohne Ausnahme nur dann als solche anerkannt werden, wenn sie zur Unterlassung aller Tätigkeiten gezwungen hat, die für die Entstehung, die Verschlimmerung oder das Wiederaufleben der Krankheit ursächlich waren oder sein können (sog. einschränkende Voraussetzung)
4. erfordert den ursächlichen Zusammenhang zwischen dem Gesundheitsschaden und der versicherten Tätigkeit
5. ist im Fall des begründeten Verdachts durch den Unternehmer und/oder Arzt anzeigepflichtig

A. nur 1 ist richtig
B. nur 1 und 2 sind richtig
C. nur 1, 4 und 5 sind richtig
D. nur 2, 3 und 4 sind richtig
E. 1 - 5 = alle sind richtig

1.014 Welche Aussage trifft zu?

Die Anerkennung folgender Krankheiten als Berufskrankheiten ist nach der Berufskrankheitenverordnung beschränkt auf Versicherte bestimmter Unternehmen, bzw. Tätigkeiten

1. die Silikose auf Bergleute
2. die Wurmkrankheit auf Bergleute
3. das Augenzittern der Bergleute
4. Meniskusschäden auf eine mindestens dreijährige Tätigkeit unter Tage
5. Infektionskrankheiten auf bestimmte Tätigkeiten im Gesundheitsdienst, in der Wohlfahrtspflege, in einem Laboratorium oder auf

ähnliche infektionsgefährdete Tätigkeiten

A. nur 1 ist richtig
B. nur 5 ist richtig
C. nur 2 bis 5 sind richtig
D. alle Antworten sind richtig
E. keine Antwort ist richtig

1.015 Welche Aussage trifft zu?

Die gesetzlichen Grundlagen für die Berufskrankheiten bilden die Reichsversicherungsordnung (RVO) und die Berufskrankheitenverordnung (BeKV)
Danach

1. ist eine Berufskrankheit einem Arbeitsunfall rechtlich gleichgestellt
2. sind ausschließlich die in der Anlage der BeKV bezeichneten Krankheiten als Berufskrankheit anzuerkennen
3. sollen die Träger der Unfallversicherung im Einzelfall auch Krankheiten als Berufskrankheit entschädigen, die nach den Erkenntnissen der medizinischen Wissenschaft durch besondere Einwirkungen verursacht sind, denen bestimmte Personengruppen durch ihre Arbeit in erheblich höherem Grade als die übrige Bevölkerung ausgesetzt sind
4. hat ein Arzt oder Zahnarzt bei begründetem Verdacht, daß bei einem Versicherten eine Berufskrankheit besteht, dies dem Träger der Unfallversicherung oder der für den medizinischen Arbeitsschutz zuständigen Stelle unverzüglich anzuzeigen
5. werden arbeitsmedizinische Vorsorgeuntersuchungen von Betriebsärzten oder den hierzu ermächtigten Ärzten vorgenommen

A. nur 3 ist richtig
B. nur 1 und 3 sind richtig
C. nur 1, 3 und 4 sind richtig
D. nur 1, 2, 3 und 5 sind richtig
E. 1 - 5 = alle sind richtig

## 2. DURCH CHEMISCHE EINWIRKUNGEN VERURSACHTE BERUFSKRANKHEITEN

### AUFGABENTYP A

2.001 Welche Aussage trifft zu?

Bei chronischer Aufnahme wirkt Benzol überwiegend

A. neurotoxisch
B. hepatotoxisch
C. hämatotoxisch
D. nephrotoxisch
E. pulmonal irritativ

2.002 Welche Aussage trifft zu?

Benzol ist bei chronischer Einwirkung deutlich toxischer als das ihm homologe Toluol, weil beide Stoffe

A. ein unterschiedliches Verhalten im Stoffwechsel des Organismus aufweisen
B. ein unterschiedliches Molekulargewicht besitzen
C. ein differentes Verteilungsmuster im Organismus haben
D. erhebliche Unterschiede in den biologischen Halbwertzeiten zeigen
E. eine unterschiedliche Affinität zu "entgiftenden" Serumproteinen haben

2.003 Welche Aussage trifft zu?

Welche Erkrankung ist typisch bei Einwirkung von Chromaten?

A. Nephritis
B. periphere Lähmungen
C. Reizzustände der oberen Atemwege mit Schädigung der Nasenscheidewand
D. stotternde und verwaschene Sprache
E. Zahnlockerung

2.004 Welche Aussage trifft zu?

Bei Vergiftungen durch Nitro- und Aminoverbindungen des Benzols finden sich im Blutausstrich

A. vermehrte basophil punktierte Erythrocyten
B. Heinz'sche Innenkörperchen
C. eine Stechapfelform der Erythrocyten
D. Gumprecht'sche Schatten
E. eine Siegelringform der Erythrocyten

2.005 Welche Aussage trifft zu?

Bei einer Erkrankung durch Nitro- und Aminoverbindungen des Benzols stehen im Vordergrund der klinischen Symptomatologie Schädigungen

A. der Nierensekretion
B. des weißen Blutbildes
C. der Lungen
D. des roten Blutbildes
E. des zentralen Nervensystems

2.006 Welche Aussage trifft zu?

Bei einer Panmyelopathie ist u.a. als ätiologisches Moment in Erwägung zu ziehen eine berufliche Exposition gegenüber

A. Benzidin
B. Benzin
C. Benzol
D. Toluidin
E. Toluol

2.007 Welche Aussage trifft zu?

Nitro- und Aminoverbindungen des Benzols führen zu einer

A. Thrombopenie
B. Hämiglobinbildung
C. Leukopenie
D. Leukocytose
E. Basophilen Punktierung der Erythrocyten

2.008 Welche Aussage trifft zu?

Bei einer chronischen inhalativen Benzolaufnahme wirkt diese Substanz überwiegend

A. neurotoxisch
B. hepatotoxisch
C. hämatotoxisch
D. nephrotoxisch
E. pulmonal-irritativ

2.009 Welche Aussage trifft zu?

Die toxischen Effekte der den Halogenkohlenwasserstoffen zuzuordnenden Insektenbekämpfungsmittel (z.B. DDT) manifestieren sich besonders am

A. Herz-Kreislaufsystem
B. Uropoetischen System
C. Hepato-biliären System
D. Endokrinen System
E. Zentralen Nervensystem

2.010 Welche Aussage trifft zu?

Heinz'sche Innenkörperchen sind ein wichtiges diagnostisches Kriterium bei einer Vergiftung durch

A. organische Bleiverbindungen
B. anorganische Bleiverbindungen
C. Nitro- und Aminoverbindungen des Benzols und seiner Homologen
D. Tetrachlorkohlenstoff
E. Kohlenmonoxid

2.011 Welche Aussage trifft zu?

Die in vielen Fällen zum Nachweis einer chronischen Halogenkohlenwasserstoff-Exposition dienende Fujiwara-Reaktion beruht auf dem unmittelbaren Nachweis von

A. Trichloressigsäure
B. Chloralhydrat
C. Trichloräthan
D. Chloroform
E. Trichlorphenol

2.012 Welche Aussage trifft zu?

Eine chronische Exposition gegenüber Benzoldämpfen kann Ursache sein für

A. eine Innenohrschwerhörigkeit
B. ein Parkinson-Syndrom
C. eine Panmyelopathie
D. eine arterielle Hypertonie
E. eine Nasenseptumperforation

2.013 Welche Aussage trifft zu?

Im Rahmen arbeitsmedizinischer Vorsorgeuntersuchungen ist bei einer Gefährdung durch Blei oder seine Verbindungen eine der folgenden Untersuchungen unerläßlich

A. delta-Aminolävulinsäure-Bestimmung im Urin
B. Visusprüfung
C. Kreatininclearance
D. Erhebung des Zahnstatus
E. Röntgenabdomenübersichtsaufnahme

2.014 Welche Aussage trifft zu?

Blutige Diarrhoen, Urämie, Reizung der Atemwege sprechen in erster Linie für

A. Trichloräthylensucht
B. chronische Kohlenmonoxidintoxikation
C. akute Quecksilberdampfvergiftung

D. Strahlenkater
E. Methanolrausch

2.015 Welche Aussage trifft zu?

Ein ursächlicher Zusammenhang einer chronischen Vinylchlorid-Exposition am Arbeitsplatz kann für wahrscheinlich angesehen werden bei Auftreten

A. eines Bronchial-Carcinoms
B. eines Hämangioendothel-Sarkoms der Leber
C. einer myeloischen Leukämie
D. eines Harnblasen-Carcinoms
E. eines Pleuramesothelioms

2.016 Welche Aussage trifft zu?

Bei einem Chemiewerker, welcher mehrere Jahrzehnte in der Produktion von Kunststoffen tätig war, treten ein Raynaud-artiges Syndrom der Finger, Hautveränderungen im Sinne einer Sklerodermie und bandförmige Akroosteolyse der Fingerendglieder sowie eine Hepatopathie und Splenomegalie auf. An die chemische Einwirkung welches Schadstoffes muß der Arzt denken?

A. Trichloräthylen
B. Benzol
C. Vinylchlorid
D. Tetrachlorkohlenstoff
E. Styrol

2.017 Welche Aussage trifft zu?

Eine "Fallhand" ist im Rahmen einer schweren chronischen Vergiftung mit einem Arbeitsstoff bzw. seinen Verbindungen typischerweise in Zusammenhang zu bringen mit

A. Chrom
B. Quecksilber
C. Thallium
D. Blei
E. Cadmium

2.018 Welche Aussage trifft zu?

In Viskosefabriken besteht die Gefahr der Exposition gegenüber Schwefelkohlenstoff. Bedenken gegenüber einer Beschäftigung bestehen bei Personen mit

A. Bluthochdruck
B. Nasenseptumdeviation
C. Hypakusis
D. Rot-Grün-Blindheit
E. Polydaktylie

2.019 Welche Aussage trifft zu?

Als Suchtest für die Überwachung von Personen, die beruflich gegenüber Tetrachlorkohlenstoff exponiert sind, ist geeignet

A. die Bestimmung von Trichloressigsäure
B. der Porphyrinkörpernachweis im Harn
C. der Hippursäurenachweis im Harn
D. die Bestimmung der Cholinesterase-Aktivität im Serum
E. die Bestimmung der Transaminasen-Aktivitäten im Serum

2.020 Welche Aussage trifft zu?

Bei der akuten Intoxikation durch Tetrachlorkohlenstoff kommt es nach dem Abklingen der ersten vorwiegend zentral-nervösen Symptome und evtl. einer symptomfreien Latenzzeit erneut zu Krankheitserscheinungen, die sich hauptsächlich manifestieren als

A. Kollapsneigung
B. Agranulocytose
C. Radialislähmung
D. Leberzellschädigung
E. Lungenödem

2.021 Welche Aussage trifft zu?

Ein 22jähriger Arbeiter, der mit einer Spritzpistole einen Korrosionsschutz auf Metallelemente aufträgt, verspürt mehrere Monate nach Aufnahme dieser Tätigkeit trotz Laxantientherapie eine zunehmende Obstipation. Wegen Koliken und Verdacht auf Ileus erfolgt stationäre Behandlung. Während des stationären Aufenthaltes nimmt die Obstipation ab, tritt aber nach Rückkehr des Arbeiters an seinen früheren Arbeitsplatz erneut auf.
Die darauf folgende Arbeitsplatzanamnese ergibt, daß der Korrosionsschutz ein Schwermetall enthält.
Hierbei handelt es sich mit großer Wahrscheinlichkeit um

A. Quecksilber
B. Gold
C. Blei
D. Aluminium
E. Chrom

2.022 Welche Aussage trifft zu?

In der Arbeitsmedizin gibt es seit vielen Jahrzehnten die Begriffe von "Montag-Erkrankung"

und "Montags-Tod".
Sie wurden geprägt für Schädigungen durch

A. Thallium
B. Schwefelkohlenstoff
C. Methanol
D. Mangan
E. Salpetersäureester

2.023 Welche Aussage trifft zu?

Die vermehrte Ausscheidung von delta-Aminolävulinsäure bei einer Vergiftung durch anorganische Bleiverbindungen ist zurückzuführen auf

A. einen vermehrten Austritt von delta-Aminolävulinsäure aus den Erythrocyten infolge einer Beeinflussung der Membranpermeabilität
B. eine Hemmung der Hämsynthetase
C. eine Aktivierung der delta-Aminolävulinsäure-Synthetase
D. eine Störung des Pyridoxin-Stoffwechsels
E. eine Hemmung der delta-Aminolävulinsäure-Dehydratase

2.024 Welche Aussage trifft zu?

Zeichen einer akuten Nitroglykolintoxikation sind

A. Hypertonie, Tachykardie
B. Amnesie
C. Adynamie
D. Hypakusis, Rot-Grün-Blindheit
E. Schwindel, Brechreiz

2.025 Welche Aussage trifft zu?

Beruflich bedingte Gesundheitsschäden durch Schwermetalle sind am häufigsten zurückzuführen auf

A. Blei
B. Chrom
C. Cadmium
D. Mangan
E. Quecksilber

2.026 Welche Aussage trifft zu?

Nach einer CO-Intoxikation sind folgende zwei Untersuchungen unerläßlich?

A. Elektromyogramm und Audiometrie
B. Rotes und weißes Blutbild
C. EKG und EEG
D. Phonokardiogramm und Ballistokardiogramm
E. Vitalkapazität und Atemgrenzwert

2.027 Welche Aussage trifft zu?

Gastroenteritische Erscheinungen, Nierenfunktionsstörungen und eine stärkere Reizung der Luftwege im Sinne von Tracheobronchitis und Bronchopneumonie sprechen in erster Linie für

A. chronische Kohlenmonoxidintoxikation
B. chronische Caissonkrankheit
C. akute Benzolintoxikation
D. akute Quecksilberintoxikation
E. Methanolrausch

2.028 Welche Aussage trifft zu?

Zeichen einer akuten Nitroglykolintoxikation sind

A. Schwindel, Brechreiz, Gesichtsrötung
B. Hypakusis, Rot-Grün-Blindheit
C. Hypertonie, Tachykardie
D. Somnolenz, Rauschzustand
E. Adynamie, Amnesie

2.029 Welche Aussage trifft zu?

Eine $H_2S$-Vergiftung kann zum Tode führen infolge

A. Lungenödem
B. Herzkammerflimmern
C. curareartiger Wirkung auf die Atemmuskulatur
D. innerer Erstickung
E. Blockierung des Hämoglobins

2.030 Welche Aussage trifft zu?

Die "endogene Acetylcholinintoxikation" bei Vergiftungen durch Pflanzenschutzmittel vom Typ der organischen Phosphorsäureester kommt zustande durch

A. einen potenzierten Effekt der Alkylphosphate auf das endogen produzierte Acetylcholin
B. einen verminderten Abbau des endogen produzierten Acetylcholins
C. einen stimulierenden Effekt der Alkylphosphate auf die Synthese des Acetylcholins
D. den Fremdstoffwechsel der Alkylphosphate, der aus diesen Stoffen endogen Acetylcholin entstehen läßt
E. eine synergetische Wirkung von Alkylphosphaten und Acetylcholin im Intermediärstoffwechsel

2.031 Welche Aussage trifft zu?

Die berufsbedingte akute Intoxikation mit aliphatischen Halogen-Kohlenwasserstoffen führt u.a. zu einer Katecholaminausschüttung. Es kann folgende Gesundheitsstörung auftreten

A. Magen-Darm-Ulcus
B. Muskeldystrophie
C. Herzrhythmusstörung
D. Leukämie
E. Diabetes insidipus

2.032 Welche Aussage trifft zu?

Ein Patient ist wegen einer Osteomyelitis des Unterkiefers in stationärer Behandlung. An subjektiven Beschwerden finden sich in der Anamnese Appetitlosigkeit, Müdigkeit, Verdauungsstörungen. Eine ophthalmologische Untersuchung erbringt eine Netzhautblutung. Beruflich war der Patient zuvor in einem pyrotechnischen Betrieb beschäftigt.
Die richtige Diagnose lautet

A. Spätfolgen einer akuten Dekompression
B. akute Bleiintoxikation
C. subakute Arsenintoxikation
D. chronische Phosphorintoxikation
E. akute Phosphorintoxikation

2.033 Welche Aussage trifft zu?

Pflanzenschutzmittel vom Typ der organischen Phosphorsäureester

A. stimulieren die Synthese des Acetylcholins
B. rufen eine vermehrte Freisetzung endogen produzierten Acetylcholins hervor
C. haben eine zum Acetylcholin synergetische Wirkung im Intermediärstoffwechsel
D. führen zu einem verminderten Abbau des endogen produzierten Acetylcholins
E. Keine der Angaben ist richtig

2.034 Welche Aussage trifft zu?

Die sog. Garagen-Vergiftung ist trotz aller Vorsichtsmaßnahmen auch heute noch nicht selten. Die Ursache ist eine

A. Bleivergiftung
B. Kohlendioxidvergiftung
C. Kohlenmonoxidvergiftung
D. Kohlenwasserstoffvergiftung
E. Reizgasvergiftung

2.035 Welche Aussage trifft zu?

Die Hautläsionen durch Verbindungen des sechswertigen Chroms lassen sich am besten charakterisieren als

A. flache, phagedänische Ulcera mit weichen, unterminierten Rändern
B. landkartenartige Erosionen mit schmierig-eitrigem Belag
C. tiefe, kreisrunde Ulcera mit derbem Wall
D. in Schlangenlinien angeordnete bandförmige Ulcerationen
E. stecknadelkopfgroße, zuerst klare, später eitrig werdende Bläschen auf polsterartig erhabener geröteter Unterlage

2.036 Welche Aussage trifft zu?

Eine Bleiintoxikation behandelt man zweckmäßig mit

A. Calciumgluconat
B. B A L
C. D-Penicillamin
D. Antidotum metallorum Sauter
E. Natriumthiosulfat

2.037 Welche Aussage trifft zu?

Bei schädigenden Schwefelwasserstoffkonzentrationen wird frühzeitig ausgeschaltet

A. der Geschmackssinn
B. der Geruchssinn
C. das Hörvermögen
D. das Gleichgewichtsvermögen
E. das Sehvermögen

2.038 Welche Aussage trifft zu?

Bei der akuten Intoxikation durch Tetrachlorkohlenstoff steht im Vordergrund der Symptomatologie ein(e)

A. Radialislähmung
B. Agranulocytose
C. Hyperbilirubinämie
D. Lungenödem
E. Anurie

2.039 Welche Aussage trifft zu?

Ein Charakteristikum der tödlichen $H_2S$-Vergiftung ist

A. zentrale Atemlähmung
B. Herzkammerflimmern
C. curareartige Wirkung auf die Atemmuskulatur
D. Crush-Niere
E. funktionelle Herzmuskelinfarzierung

2.040 Welche Aussage trifft zu?

Der pathophysiologische Mechanismus der Schwefelwasserstoffvergiftung beruht auf

A. Blockierung des Hämoglobins
B. Hämolyse
C. Lähmung der intracellulären Atmungsvorgänge durch Blockierung schwermetallhaltiger Fermente
D. Hämiglobinbildung
E. Lungenödem

2.041 Welche Aussage trifft zu?

Die vermehrte Ausscheidung von delta-Aminolävulinsäure im Harn ist ein Kriterium für eine Intoxikation durch

A. Aminoverbindungen des Benzols oder seiner Homologen
B. Ammoniumnitrat
C. organische Quecksilberverbindungen
D. anorganische Bleiverbindungen
E. beta-Acetylpropionsäure

2.042 Welche Aussage trifft zu?

Bei den Erstickungsgasen ist der Tod am häufigsten bedingt durch die berufliche Einwirkung von

A. Kohlendioxid
B. Schwefelwasserstoff
C. Methan
D. Kohlenmonoxid
E. Propan

2.043 Welche Aussage trifft zu?

Welches der folgenden Lösemittel zählt nicht zu den ausgesprochenen hepatotoxischen Schadstoffen

A. Tetrachlorkohlenstoff
B. Trichloräthylen
C. Benzol
D. Vinylchlorid
E. Perchloräthylen

2.044 Welche Aussage trifft zu?

Bei einer entsprechenden Arbeitsanamnese darf ein ursächlicher Zusammenhang mit einer chronischen Arsenstaubexposition als wahrscheinlich angesehen werden für

A. myeloische Leukämie
B. Harnblasencarcinom

C. Hautcarcinom
D. Magencarcinom
E. Melanom

2.045 Welche Aussage trifft zu?

Das Krankheitsbild der sogenannten Manganpneumonie ist klinisch zuzuordnen der nosologischen Einheit

A. Bronchialasthma
B. Bronchopneumonie
C. croupöse Pneumonie
D. interstitielle Pneumonie
E. Pneumokoniose

2.046 Welche Aussage trifft zu?

Ein ursächlicher Zusammenhang mit einer chronischen Chromatstaubexposition kann für wahrscheinlich gehalten werden bei Auftreten eines(r)

A. Harnblasencarcinoms
B. Pleuramesothelioms
C. Bronchialcarcinoms
D. Lebercarcinoms
E. myeloischen Leukämie

2.047 Welche Aussage trifft zu?

Die als Hinweis auf eine chronische Belastung durch Cadmium zu wertende Verfärbung der Zahnhälse, der sogenannte Cadmiumsaum, ist

A. dunkelbraun
B. gelb
C. silbergrau
D. blauschwarz
E. rotbraun

2.048 Welche Aussage trifft zu?

Das Leitsymptom der chronischen Manganvergiftung ist

A. die hartnäckige Obstipation
B. die Hyperkeratose der Handflächen und Fußsohlen
C. die gelbe Verfärbung der Zahnhälse
D. die Manganpneumonie
E. der Parkinsonismus

2.049 Welche Aussage trifft zu?

Die durch eine chronische Chromatstaubexposition hervorgerufene Krebserkrankung manifestiert sich am häufigsten

A. am Bronchialbaum
B. am Urogenitaltrakt
C. am Dickdarm
D. an der Haut
E. an den Blutbildungsstätten

2.050 Welche Aussage trifft zu?

Welcher Metabolit wird labormäßig zur Erfassung einer Benzolexposition herangezogen?

A. p-Aminophenol
B. Trichloräthanol
C. Mandelsäure
D. Phenol
E. Trichloressigsäure

2.051 Welche Aussage trifft zu?

Hämangiosarkome der Leber werden beobachtet bei beruflicher Exposition unter

A. Acrylnitril
B. Vinylchlorid
C. Dichlordimethyläther
D. beta-Naphthylamin
E. Nickelcarbonyl

2.052 Welche Aussage trifft zu?

Bei welcher Stoffexposition treten basophil getüpfelte Erythrocyten auf?

A. Quecksilber
B. Dimethylformamid
C. Anilin
D. Blei
E. Halogenkohlenwasserstoff

2.053 Welche Aussage trifft zu?

Die für Überwachungsuntersuchungen bei Exposition gegenüber Halogenkohlenwasserstoff verwendete Fujiwara-Reaktion ist als Suchtest nicht geeignet bei einer Gefährdung durch

A. Chloroform
B. Tetrachlorkohlenstoff
C. Trichloräthylen
D. Perchloräthylen
E. Dichlormethan

2.054 Welche Aussage trifft zu?

Sie beurteilen die gesundheitliche Eignung eines Arbeitnehmers für den Umgang mit Halogenkohlenwasserstoffen (TRI, PER) am Arbeitsplatz.

Welcher Patient käme Ihrer Meinung nach in Frage?

A. Patient mit chronischer Hepatitis
B. Patient mit insulinpflichtigen Diabetes mellitus
C. Patient mit ausgeprägtem psychovegetativem Syndrom
D. Patient mit einem chronisch unspezifischen respiratorischen Syndrom (CURS)
E. Patient mit Alkoholanamnese

2.055 Welche Aussage trifft zu?

Welches der folgenden Untersuchungsverfahren ist als Screening-Methode bei bleigefährdeten Arbeitern am zweckmäßigsten?

A. Bestimmung der delta-Aminolävulinsäure im Urin
B. Visusprüfung
C. Kreatininclearance
D. Inspektion der Gingiva
E. Röntgenabdomenübersichtsaufnahme

2.056 Welche Aussage trifft zu?

Bei einer Röntgenuntersuchung der Wirbelsäule wurde bei enem 55jährigen Arbeiter, der seit 25 Jahren in einer Aluminiumraffinerie beschäftigt war, eine fast vollkommene Verkalkung des Bandapparates festgestellt. Die Knochenstrukturen stellten sich stark aufgelockert dar.
Auf welche berufliche Einwirkung kann im vorliegenden Fall der erhobene Befund zurückgeführt werden?

A. chronische Einwirkung von Schwefelsäuredämpfen
B. chronische Einwirkung von leicht löslichen Aluminiumverbindungen
C. chronische inhalative Aufnahme der Stäube von Calciumverbindungen, die den Aluminiumerzen als "Verunreinigungen" beigemengt sind
D. chronische Aufnahme von fluorhaltigen Stäuben und Dämpfen
E. auf keine der genannten Einwirkungen

2.057 Welche Aussage trifft zu?

Das "burning feet"-Symptom kann bei Intoxikation mit folgendem Schwermetall bzw. seinen Verbindungen beobachtet werden:

A. Chrom
B. Quecksilber
C. Thallium

D. Cadmium
E. Vanadium

2.058 Welche Aussage trifft zu?

Die Auslösung akuter Tracheobronchitiden durch Stäube ist am wenigsten wahrscheinlich bei

A. Arsentrioxid
B. Bleioxid
C. Cadmiumoxid
D. Mangandioxid
E. Vanadiumpentoxid

2.059 Welche Aussage trifft zu?

Blutige Diarrhoen, Urämie, Reizung der Atemwege sprechen am ehesten für eine akute Vergiftung durch

A. Methanol
B. Trichloräthylen
C. Cadmium
D. Quecksilberdampf
E. anorganisches Blei

2.060 Welche Aussage trifft zu?

Bei einer Vergiftung durch Phosphorsäureester ist/sind indiziert

A. Diazepam
B. Methämoglobinbildner
C. Atropin
D. Thionin, Methylenblau
E. Calcium

2.061 Welche Aussage trifft zu?

Welche der folgenden Erkrankungen ist bei ständiger Arbeit mit beta-Naphthylamin am ehesten zu erwarten?

A. Hautkrebs
B. Bronchialcarcinom
C. Hämangiosarkom der Leber
D. Harnblasenkrebs
E. Leukämie

2.062 Welche Aussage trifft zu?

Ein 48jähriger Mann sucht wegen progredienter Belastungsdyspnoe seinen Arzt auf. Er gibt an, unter einem hartnäckigen, trockenen Husten zu leiden. Außerdem habe er innerhalb der letzten 6 Monate etwa 7 kg an Gewicht verloren.
Das Röntgenbild der Lunge gleicht dem einer Miliartuberkulose mit einigen homogenen Verschat-

tungen im Mittel- und Oberfeld. Säurefeste Stäbchen lassen sich jedoch weder im Sputum noch im Magensaft nachweisen.
Die Arbeitsplatzanamnese ergibt, daß der Patient bis vor 10 Jahren etwa 5 Jahre in der Kernreaktorindustrie arbeitete und Umgang mit Aluminium und Berylliumverbindungen hatte. Aus diesem Zeitraum ist an Krankheiten nur eine Pneumonie bekannt.
Welche Diagnose ist am wahrscheinlichsten?

A. Aluminose
B. Berylliose
C. Miliartuberkulose
D. Strahlenfibrose
E. Sklerodermie

2.063 Welche Aussage trifft zu?

Ein Glasätzer klagt nach etwa 15jähriger Berufstätigkeit über trockene Haut und Brüchigkeit der Fingernägel. An den Zähnen zeigen sich multiple milchweiße und kreideweiße Pünktchen sowie horizontale Streifen an der Vorderseite der oberen Schneidezähne.
Welche Diagnose ist am wahrscheinlichsten?

A. Zahnschäden durch organische Säuren
B. chronische Bleiintoxikation
C. chronische Arsenintoxikation
D. Avitaminose
E. chronische Fluorwasserstoffintoxikation

2.064 Welche Aussage trifft zu?

Sie beobachten bei einem 43jährigen Mann eine Rötung des Rachenraumes und eine grünschwärzliche Verfärbung der Zunge.
Die Verdachtsdiagnose lautet:
Erkrankung durch

A. Cadmium oder seine Verbindungen
B. Schwefelwasserstoff oder seine Verbindungen
C. Phosphor oder seine Verbindungen
D. Vanadiumpentoxid
E. Beryllium oder seine Verbindungen

2.065 Welche Aussage trifft zu?

Welche Erkrankung ist typisch bei Einatmung von chromathaltigem Staub?

A. Nephritis
B. periphere Lähmungen
C. Schleimhautulzera mit Schädigung der Nasenscheidewand
D. stotternde und verwaschene Sprache
E. Zahnlockerung

2.066 Welche Aussage trifft zu?

Bei Verdacht auf eine Intoxikation durch anorganisches Blei hat hohe diagnostische Spezifität und Empfindlichkeit die Bestimmung von

A. delta-Aminolävulinsäure
B. Koproporphyrin
C. Hämoglobin
D. basophil getüpfelten Erythrocyten
E. eosinophil getüpfelten Erythrocyten

2.067 Welche Aussage trifft zu?

Bei einer beruflichen Cadmiumexposition ist ärztlicherseits besonders zu kontrollieren

A. Herz und Kreislauf
B. Leber und Gallenwege
C. weißes und rotes Blutbild
D. Nieren und Lunge
E. zentrales und peripheres Nervensystem

2.068 Welche Aussage trifft zu?

Welche der nachfolgend aufgeführten Substanzen kann beim Menschen eine Methämoglobinämie verursachen?

A. Kohlenmonoxid
B. Nitroverdünner
C. Nitrobenzol
D. Blausäure
E. Phenol

2.069 Welche Aussage trifft zu?

Welche Erkrankung ist typisch bei Einatmung von chromathaltigem Staub?

A. Nephritis
B. periphere Lähmungen
C. Schleimhautulzera mit Schädigung der Nasenscheidewand
D. stotternde und verwaschene Sprache
E. Zahnlockerung

2.070 Welche Aussage trifft zu?

Ein Angehöriger einer Service-Firma für Erdölfeuerungen bemerkt, nachdem er in den letzten Tagen sehr viele Feuerungen gereinigt hat, eine Grünfärbung seiner Zigarettenstummel. Außerdem klagt er über Augenbrennen, Trockenheit im Rachen, Schnupfen und Heiserkeit.
Die Diagnose lautet wahrscheinlich:

A. akute Cadmiumintoxikation
B. subakute Schwefelwasserstoffintoxikation
C. akute Chromintoxikation
D. akute Vanadiumintoxikation
E. exazerbierende Asbestose

2.071 Welche Aussage trifft nicht zu?

Symptome bei Alkylphosphatvergiftungen als Ausdruck überhöhter Acetylcholinkonzentration durch Hemmung der Acetylcholinesterase sind

A. Tachycardie
B. Tränen- und Speichelfluß
C. erhöhte Bronchialsekretion
D. Miosis
E. erhöhte Peristaltik und Spasmus des Magen-Darmtraktes mit Koliken, Durchfällen und Erbrechen

2.072 Welche Aussage trifft nicht zu?

Für welchen der genannten Stoffe ist die krebserzeugende Wirkung beim Menschen gesichert bzw. wahrscheinlich?

A. Benzidin
B. Chromatstaub (Cr VI)
C. Nickelverbindungen
D. Nitrosamine
E. Toluol

2.073 Welche Aussage über Arsen trifft nicht zu?

A. Trinkwasser und Milch stellen die wichtigsten Quellen für die Arsenbelastung des Menschen dar
B. Bei hoher langandauernder Arsenzufuhr ist mit Hyperkeratosen und Papillomen der Haut sowie mit Leber- und Lungentumoren zu rechnen
C. Fische sind in der Lage, Arsen zu speichern
D. Im Luftaerosol ist mit einer mittleren Arsenkonzentration in der Größenordnung von 5 ng/m$^3$ zu rechnen
E. Die frühere "Winzerkrankheit" stellte eine chronische Arsenvergiftung dar

2.074 Welche Aussage trifft nicht zu?

Die berufsbedingte Vergiftung mit anorganischem Blei ist durch folgende Symptome charakterisiert

A. Hypoferrämie
B. delta-Aminolävulinacidurie
C. Plumbämie
D. hypochrome Anämie
E. Koproporphyrinurie

2.075 Welche Aussage über halogenierte Kohlenwasserstoffe trifft nicht zu?

A. Polychlorierte Biphenyle stellen nach dem Verbot von DDT die wichtigsten Schädlingsbekämpfungsmittel dar
B. Schwerflüchtige Halogenkohlenwasserstoffe wie PCB und DDT werden im menschlichen Fettgewebe gespeichert
C. Leber und Niere sind Zielorgane für die Schadstoffwirkung bestimmter Halogenkohlenwasserstoffe (z.B. 1,1,2-Trichloräthan)
D. Chloroform hat sich im Tierversuch als kanzerogene Substanz erwiesen
E. Chloroform und andere Haloforme können bei der Desinfektion des Trinkwassers mit Chlorgas entstehen

2.076 Welche Aussage trifft nicht zu?

Als Symptom einer chronischen Vergiftung durch aromatische Nitrokörper kommt in Frage?

A. Blasenkrebs
B. Hämiglobinbildung
C. neurologische Störungen
D. Lackrachen
E. Leberschädigung mit Ikterus

2.077 Welche Aussage trifft nicht zu?

Mit einer langzeitigen inhalativen Aufnahme kleinerer Mengen von Cadmium läßt sich in ursächlichen Zusammenhang bringen

A. entzündliche Reizerscheinungen des Nasopharynx
B. chronische Bronchitis
C. Lungenemphysem
D. Bronchialcarcinom
E. Nierenschädigung

2.078 Welche Aussage trifft nicht zu?

Methämoglobinbildende Stoffe sind

A. Oxidationsmittel wie Chlorate
B. Nitrite
C. aromatische Amino- und Nitroverbindungen
D. Redoxfarbstoffe wie Methylenblau
E. Vinylchlorid

2.079 Welche Aussage trifft nicht zu?

In das Krankheitsbild der akuten Vergiftung durch Pflanzenschutzmittel vom Typ der organischen Phosphorsäureester läßt sich als Symptom zwanglos einordnen:

A. Akkomodationsstörung
B. Ptyalismus
C. Hyperhidrosis
D. Lakrimation
E. intermittierendes Hinken

2.080 Welche Aussage trifft nicht zu?

Das Anfangsstadium der chronischen Bleivergiftung ist gekennzeichnet durch

A. Bleisaum des Zahnfleisches
B. verstärkte Ausscheidung von delta-Aminolävulinsäure im Harn
C. Streckerschwäche
D. Absinken der Hämoglobinkonzentration
E. Erhöhung des Bleispiegels im Blut

2.081 Welche Aussage trifft nicht zu?

Als Insektizide kommen in Betracht?

A. chlorierte zyklische Kohlenwasserstoffe
B. organische Phosphorsäureverbindungen
C. Carbaminsäureester
D. halogenierte aliphatische Kohlenwasserstoffe
E. Salpetersäureester

2.082 Welche Aussage trifft nicht zu?

Zu den Symptomen einer chronischen Quecksilbervergiftung gehören

A. Tremor
B. Stomatitis
C. Nasenseptumperforation
D. Erethismus
E. Psellismus (Stammeln)

2.083 Welche Aussage trifft nicht zu?

Eine langzeitige inhalative Aufnahme kleinerer Mengen von Cadmium kann folgende Symptome und Erkrankungen hervorrufen

A. entzündliche Reizerscheinungen des Nasopharynx
B. chronische Bronchitis
C. Bronchialcarcinom
D. Lungenemphysem
E. Proteinurie

2.084 Welche Aussage trifft nicht zu?

Für eine chronische Vergiftung durch anorganische Bleiverbindungen sind folgende Symptome charakteristisch

A. Obstipation mit Abdominalkoliken
B. bläulich schwärzliche Linie am Zahnfleischrand
C. Anosmie
D. Anämie
E. motorische Neuropathie

2.085 Welche Aussage trifft nicht zu?

Als morphologische Veränderung der Erythrocyten ist bei chronischer Bleivergiftung zu beobachten eine

A. Polychromasie
B. Heinz'sche Innenkörperbildung
C. Anisocytose
D. Poikilocytose
E. basophile Tüpfelung

2.086 Welche Aussage trifft nicht zu?

Als erwiesenermaßen humankanzerogen gelten

A. 2-Naphthylamin
B. Dichlordimethyläther
C. Dichlorfluormethan (Frigen$^R$)
D. Benzidin
E. 4-Aminodiphenyl

2.087 Welche Aussage trifft nicht zu?

Als Reizstoffe für die tiefen Atemwege gelten:

A. Cadmiumoxid
B. Ozon
C. Phosgen
D. Salzsäure
E. Stickoxide

## AUFGABENTYP B

Beim Umgang mit gesundheitsgefährlichen Arbeitsstoffen werden im Rahmen arbeitsmedizinischer Vorsorgeuntersuchungen häufig Harnuntersuchungen durchgeführt.

Ordnen Sie den in Liste 1 aufgeführten Arbeitsstoffen den entsprechenden Indikator aus Liste 2 zu

Liste 1 | Liste 2
--- | ---
2.088 Blei (IV)-oxid | A. niedermolekulare Eiweißkörper im Urin
2.089 Cadmiumoxid | B. delta-Aminolävulinsäure
 | C. Urocadmium
 | D. Bleitetramethyl
 | E. delta-Aminoglukuronsäure

Ordnen Sie die aufgeführten bösartigen Neubildungen (Liste 2) den verursachenden exogenen Schadensfaktoren (Liste 1) zu

Liste 1 | Liste 2
--- | ---
2.090 Vinylchlorid | A. Hämoangioendothelsarkom
 | B. Pleuramesotheliom
2.091 beta-Naphthylamin | C. Leukämie
 | D. Hautkrebs
 | E. Harnblasenkrebs

Ordnen Sie die aufgeführten bösartigen Neubildungen (Liste 2) den verursachenden exogenen Schadensfaktoren (Liste 1) zu

Liste 1 | Liste 2
--- | ---
2.092 Arsenverbindungen | A. Hämoangioendothelsarkom
 | B. Pleuramesotheliom
2.093 Benzol | C. Leukämie
 | D. Hautkrebs
2.094 Asbestfeinstaub | E. Harnblasenkrebs

Zur Überwachung von Personen, die am Arbeitsplatz chemischen Schadstoffen ausgesetzt sind, können verschiedene biologische Parameter herangezogen werden.

Ordnen Sie den in Liste 1 aufgeführten chemischen Schadstoffen die entsprechenden Stoffe aus Liste 2 zu

| Liste 1 | Liste 2 |
|---|---|
| 2.095 Blei | A. niedermolekulare Eiweißkörper im Urin |
| 2.096 organische Phosphorverbindungen | B. delta-Aminolävulinsäure |
| | C. Met-Hämoglobin |
| | D. Kohlenmonoxid-Hämoglobin |
| | E. Cholinesterase im Blut |

Ordnen Sie bitte den in Liste 1 aufgeführten Substanzen diejenige bösartige Neubildung aus Liste 2 zu, für die bei einer entsprechenden Arbeitsanamnese ein ursächlicher Zusammenhang als wahrscheinlich gelten kann

| Liste 1 | Liste 2 |
|---|---|
| 2.097 Arsenstaub | A. Hautkrebs |
| | B. Pleuramesotheliom |
| 2.098 Vinylchlorid | C. Hämangiosarkom der Leber |
| | D. Harnblasencarcinom |
| 2.099 Benzol | E. Leukämie |
| 2.100 Asbeststaub | |

Nach einer Lösemittelexposition kann man Metaboliten der Substanzen im Harn nachweisen.

Ordnen Sie bitte jedem der in Liste 1 aufgeführten Lösemittel den in Liste 2 angegebenen Metaboliten zu

| Liste 1 | Liste 2 |
|---|---|
| 2.101 Benzol | A. Hippursäure |
| | B. Phenol |
| 2.102 Tri- und Perchloräthylen | C. Azo-Körper |
| | D. Trichloressigsäure |
| 2.103 Methanol | E. Ameisensäure |

Welches Antidot (Liste 2) ist bei Vergiftungen durch die in Liste 1 aufgeführten Substanzen indiziert?

| Liste 1 | Liste 2 |
|---|---|
| 2.104 Schwermetalle | A. Chelatbildner |
| | B. Methämoglobinbildner |
| 2.105 Phosphorsäureester | C. Atropin |
| | D. Thionin, Methylenblau |
| | E. Calcium |

Arbeitsmedizinische Vorsorgeuntersuchungen bei Personen, die am Arbeitsplatz chemischen Schadstoffen ausgesetzt sind, basieren häufig auf einer Bestimmung von Arbeitsstoffmetaboliten im Harn.

Ordnen Sie den in Liste 1 aufgeführten Arbeitsstoffen die entsprechenden Metaboliten aus Liste 2 zu

Liste 1 | Liste 2
--- | ---
2.106 Benzol | A. Methylhippursäure
 | B. Phenol
2.107 Toluol | C. Benzoylperoxid
 | D. Mandelsäure
 | E. Hippursäure

Bitte ordnen Sie den in Liste 1 aufgeführten Intoxikationen jeweils das bevorzugt betroffene Organsystem von Liste 2 zu

Liste 1 | Liste 2
--- | ---
2.108 akute Benzolvergiftung | A. Zentralnervensystem
 | B. Atmungssystem
2.109 chronische Benzolexposition | C. Herz-Kreislaufsystem
 | D. hämatopoetisches System
 | E. uropoetisches System

## AUFGABENTYP C

2.110 Bei der auch heute trotz aller Vorsichtsmaßnahmen noch nicht seltenen sog. Garagenvergiftung tritt der Tod meistens durch Atemlähmung oder Herzversagen ein,

weil

organische Bleiverbindungen die Bindung von Sauerstoff an Hämoglobin kompetitiv hemmen.

2.111 Bei der gewerblichen Reinigung mit Waschautomaten (sog. Chemisch-Reinigung) wird üblicherweise Perchloräthylen (Tetrachloräthylen) als Waschlösung eingesetzt,

weil

Perchloräthylen ein organisches Lösungsmittel mit relativ schwacher hepatotoxischer Potenz ist.

2.112 Die Berylliose ist eine besonders gefährliche Erkrankung des bronchopulmonalen Systems,

weil

auch nach Inhalation geringer Mengen von Berylliumstaub oder -dampf jede exponierte Person nach längstens 10jähriger Latenzzeit an einer Berylliose erkrankt.

2.113 Beim Umgang mit technischem Toluol können Leukopenien auftreten,

weil

Toluol über ein Epoxid in Phenol umgewandelt wird.

2.114 Benzol ist im Druckgewerbe weitgehend durch Toluol ersetzt worden,

weil

Toluol weniger neurotoxisch ist als Benzol.

2.115 Bereits kleinere Methylalkoholmengen können bei fortgesetzter Einwirkung zu einer chronischen Vergiftung führen,

weil

die Ausscheidung aus dem Organismus langsam vor sich geht.

2.116 Die industrielle Verwendung von Benzol als Lösungsmittel ist weitgehend eingeschränkt worden,

weil

Benzol Störungen der Blutgerinnung verursachen kann.

2.117 An lösemittelexponierten Arbeitsplätzen muß die Abluft in der Regel an der Decke des Arbeitsraumes abgesaugt werden,

weil

die Dämpfe der Lösemittel in der Regel ein niedrigeres spezifisches Gewicht als Luft haben und daher nach oben steigen.

2.118 Bei Reizgasvergiftungen vom Phosgentyp setzt ohne beschwerdefreies Intervall das schwere Krankheitsbild ein,

weil

infolge der Hydrophilie des Phosgens sofort Kolliquationsnekrosen der Bronchialschleimhaut auftreten.

2.119 Das sogenannte Metalldampffieber (Gießfieber) hat in der Berufskrankheitenliste keine Berücksichtigung gefunden,

weil

der beim Metalldampffieber zu beobachtende Fieberanstieg mit allgemeinem Krankheitsgefühl und Reizungen der Atemwege innerhalb weniger Stunden folgenlos abklingt.

# AUFGABENTYP D

2.120 Welche Aussage trifft zu?

Die kohlenmonoxidbedingte Hypoxie ist abhängig von

1. der Herzfrequenz
2. der Expositionsdauer
3. dem Atemminutenvolumen
4. der Konzentration von CO in der Atemluft
5. dem Hämoglobingehalt

A. nur 2 und 4 sind richtig
B. nur 1, 2 und 4 sind richtig
C. nur 1, 3 und 5 sind richtig
D. nur 2, 3, 4 und 5 sind richtig
E. 1 - 5 = alle sind richtig

2.121 Welche Aussage trifft zu?
Kardinalbefunde der Vinylchlorid(VC)-Krankheit sind

1. Akroosteolyse
2. Trommelschlägelartige Auftreibung der Fingerendglieder
3. Raynaud-Syndrom
4. Sklerodermieartige Hautveränderungen
5. Leberzellschädigung und Milzvergrößerung

A. nur 1 ist richtig
B. nur 1 und 2 sind richtig
C. nur 3 und 5 sind richtig
D. alle Antworten sind richtig
E. keine Antwort ist richtig

2.122 Welche Aussage trifft zu?

Bei Vorsorgeuntersuchungen beruflich bleigefährdeter Arbeitnehmer ist entscheidendes diagnostisches Gewicht beizumessen der Bestimmung

1. der Hämoglobinkonzentration
2. der Zahl basophil getüpfelter Erythrocyten
3. der delta-Aminolävulinsäurekonzentration im Harn
4. der Bleikonzentration im Harn
5. der Bleikonzentration im Blut

A. nur 1 und 2 sind richtig
B. nur 1, 2 und 4 sind richtig
C. nur 3 und 5 sind richtig
D. nur 4 ist richtig
E. alle Antworten sind richtig

2.123 Welche Aussage trifft zu?

Symptome bei Organophosphatvergiftungen als Ausdruck überhöhter Acetylcholinkonzentration durch Hemmung der Acetylcholinesterase sind

1. Tränen- und Speichelfluß
2. erhöhte Bronchialsekretion und Bronchospasmus
3. im Anfangsstadium Miosis
4. erhöhte Peristaltik und Spasmus des Magen-Darmtraktes mit Koliken, Durchfällen und Erbrechen

A. nur 1 und 2 sind richtig
B. nur 2 und 3 sind richtig
C. nur 1, 3 und 4 sind richtig
D. nur 2, 3 und 4 sind richtig
E. 1 - 4 = alle sind richtig

2.124 Welche Aussage trifft zu?

Zur Feststellung, ob längerdauernde Folgeerscheinungen oder Dauerschädigungen einer Kohlenmonoxidvergiftung vorliegen, sind über einen längeren Zeitraum nach der Vergiftung folgende Kontrollen erforderlich

1. Kreislauffunktionsprüfung, EKG
2. Neurologischer Status, EEG
3. Nierenfunktionsprüfung
4. Blutbild, Hämoglobinkonzentration

A. nur 4 ist richtig
B. nur 1 und 2 sind richtig
C. nur 1, 2 und 4 sind richtig
D. nur 2, 3 und 4 sind richtig
E. 1 - 4 = alle sind richtig

2.125 Welche Aussage trifft zu?

Folgende Lösemittel sind hepatotoxisch

1. Tetrachlorkohlenstoff
2. Trichloräthylen
3. Benzol
4. Vinylchlorid
5. Perchloräthylen

A. nur 1 und 3 sind richtig
B. nur 1, 2 und 5 sind richtig
C. nur 1, 2 und 4 sind richtig
D. nur 2, 3, 4 und 5 sind richtig
E. 1 - 5 = alle sind richtig

2.126 Welche Aussage trifft zu?

Folgende Substanzen erzeugen berufsbedingte bösartige Neubildungen

1. Vinylchlorid
2. Kaliumbichromat
3. beta-Naphthylamin
4. Arsen
5. Benzol

A. nur 3 und 5 sind richtig
B. nur 1, 2 und 4 sind richtig
C. nur 3, 4 und 5 sind richtig
D. nur 1, 3, 4 und 5 sind richtig
E. 1 - 5 = alle sind richtig

2.127 Welche Aussage trifft zu?

Bei der akuten Vergiftung durch Pflanzenschutzmittel vom Typ der organischen Phosphorsäureester können folgende Symptome auftreten

1. Akkomodationsstörung
2. Lakrimation
3. Hyperhidrosis
4. Nausea, Erbrechen
5. fibrilläre Muskelzuckungen, Krämpfe

A. nur 1 und 2 sind richtig
B. nur 4 und 5 sind richtig
C. nur 1, 3 und 4 sind richtig
D. nur 3, 4 und 5 sind richtig
E. 1 - 5 = alle sind richtig

2.128 Welche Aussage trifft zu?

Bei der akuten Intoxikation durch Tetrachlorkohlenstoff kommt es nach dem Abklingen der ersten vorwiegend zentral-nervösen Symptome und evtl. einer symptomfreien Latenzzeit erneut zu Krankheitserscheinungen, die sich hauptsächlich manifestieren als

1. Agranulocytose
2. Leberzellschädigung
3. Lungenödem
4. Schädigung des distalen Nierentubulus

A. nur 2 ist richtig
B. nur 1 und 2 sind richtig
C. nur 2 und 4 sind richtig
D. nur 3 und 4 sind richtig
E. nur 2, 3 und 4 sind richtig

2.129 Welche Aussage trifft zu?

Nitro- und Aminoverbindungen des Benzols führen zu

1. Thrombopenie
2. Leukopenie
3. Hämiglobinbildung

4. basophiler Punktierung der Erythrocyten
5. Bildung Heinz'scher Innenkörper

A. nur 1 und 2 sind richtig
B. nur 3 und 4 sind richtig
C. nur 3 und 5 sind richtig
D. nur 1, 2 und 4 sind richtig
E. nur 1, 2 und 5 sind richtig

2.130 Welche Aussage trifft zu?

Bei einer chronischen Bleivergiftung zeigt das Blutbild

1. erhöhte Retikulozytosenwerte
2. Innenkörperbildung in den Erythrocyten (Heinz'sche Innenkörper)
3. Vermehrung der basophil getüpfelten Erythrocyten
4. Poikilocytose

A. nur 2 ist richtig
B. nur 3 und 4 sind richtig
C. nur 1, 2 und 3 sind richtig
D. nur 1, 3 und 4 sind richtig
E. 1 - 4 = alle sind richtig

2.131 Welche Aussage trifft zu?

Heinz'sche Innenkörperchen sind ein wichtiges diagnostisches Kriterium bei Vergiftung durch

1. anorganische Bleiverbindungen
2. Nitro- und Aminoverbindungen des Benzols und seiner Homologen
3. Tetrachlorkohlenstoff

A. nur 1 ist richtig
B. nur 2 ist richtig
C. nur 1 und 2 sind richtig
D. nur 2 und 3 sind richtig
E. 1 - 3 = alle sind richtig

2.132 Welche Aussage trifft zu?

Bei einer chronischen Intoxikation durch Quecksilber ist bevorzugt betroffen

1. das Zentralnervensystem
2. die Lunge
3. das Herz-Kreislauf-System
4. das hämatopoetische System
5. die Niere

A. nur 1 ist richtig
B. nur 1 und 5 sind richtig
C. nur 1, 2 und 3 sind richtig
D. nur 3, 4 und 5 sind richtig
E. nur 1, 4 und 5 sind richtig

2.133 Welche Aussage trifft zu?

Welche der folgenden Behauptungen über chemische Krebsnoxen ist/sind richtig?
1. Kanzerogene finden sich u.a. in den Stoffklassen der aromatischen Amine und der aromatischen Azoverbindungen
2. Als Kokanzerogene bezeichnet man krebserzeugende Substanzen, die spezifisch auf ein bestimmtes Organ einwirken
3. Chemische Kanzerogene können auch anorganischer Art sein

A. nur 1 ist richtig
B. nur 3 ist richtig
C. nur 1 und 3 sind richtig
D. nur 2 und 3 sind richtig
E. 1 - 3 = alle sind richtig

2.134 Welche Aussage trifft zu?

Zu den typischen Symptomen von CO-Vergiftungen gehören
1. Kopfschmerz
2. Brechreiz bzw. Erbrechen
3. Verwirrtheitszustände
4. Blut im Urin

A. nur 1 und 3 sind richtig
B. nur 2 und 3 sind richtig
C. nur 2 und 4 sind richtig
D. nur 1, 2 und 3 sind richtig
E. nur 1, 3 und 4 sind richtig

2.135 Welche Aussage trifft zu?

Bei einem beruflich mit Benzol exponierten Patienten muß bei Feststellung welcher Symptome an eine chronische Benzolintoxikation gedacht werden?
1. Anosmie
2. Purpura hämorrhagica
3. Alopezie
4. Tonsillitis mit Leukopenie
5. Hyperpigmentierung der belichteten Hautpartien

A. nur 3 ist richtig
B. nur 1 und 4 sind richtig
C. nur 2 und 4 sind richtig
D. nur 2, 4 und 5 sind richtig
E. nur 1, 3, 4 und 5 sind richtig

3. DURCH PHYSIKALISCHE EINWIRKUNGEN VERURSACHTE BERUFSKRANKHEITEN

AUFGABENTYP A

3.001 Welche Aussage trifft zu?

Welches der folgenden Gase ist von besonderer Bedeutung bei der Caissonkrankheit?

A. Stickstoff
B. Kohlenmonoxid
C. Kohlendioxid
D. Sauerstoff
E. Helium

3.002 Welche Aussage trifft zu?

Der Strahlenschaden zeigt sich im Blutbild zuerst am Rückgang der

A. Granulocyten
B. Thrombocyten
C. Reticulocyten
D. Erythrocyten
E. Lymphocyten

3.003 Welche Aussage trifft zu?

Das morphologische Substrat der berufsbedingten Lärmschwerhörigkeit ist

A. eine Hyperplasie des Trommelfells
B. eine Otosklerose
C. ein Verschluß der Arteria auditiva
D. eine Degeneration der cochleären Haar-Zellen
E. eine Neuronitis vestibularis

3.004 Welche Aussage trifft zu?

Spätschäden der Caissonkrankheit können sein

A. passagere Tetraplegien
B. Augenhintergrundveränderungen
C. Hautnekrosen
D. Kreislauf- und Atemwegserkrankungen
E. aseptische Knochennekrosen

3.005 Welche Aussage trifft zu?

Mechanische Erschütterungen, die unmittelbar auf den menschlichen Organismus einwirken, können zu Berufskrankheiten führen. Die wichtigste Gefahrenquelle ist

A. Preßluftwerkzeuge
B. Impulsgeneratoren von Röntgengeräten

C. elektrische Schreibmaschinen
D. Turbinen
E. Kugelmühlen

3.006 Welche Aussage trifft zu?

Die Infrarotstrahlung ist eine der möglichen Ursachen des berufsbedingten grauen Stars. Wichtige gewerbliche Gefahrenquellen sind

A. Laser-Strahlen
B. Strahlungen von weißglühenden Glasflüssen in Glashütten
C. Glühlampen
D. Infrarot-Heizgeräte
E. Halogenlampen

3.007 Welche Aussage trifft zu?

Bei Arbeiten im Wasser unter Anwendung von Senkkästen (Caissons), bei Tunnelbauten im Schildvortriebsverfahren sowie bei Verwendung von Taucheranzügen oder Taucherglocken lösen sich mit steigendem Druck die in der Umgebungsluft enthaltenen Gase in den Körperflüssigkeiten. Von besonderer Bedeutung ist hierbei

A. Stickstoff
B. Kohlenmonoxid
C. Kohlendioxid
D. Sauerstoff
E. Helium

3.008 Welche Aussage trifft zu?

Vasomotorische Störungen werden nahezu ausschließlich durch hochfrequente Vibration oberhalb von 500 Hz verursacht. Sie sind in erster Linie zu beobachten

A. nach höchstens zweistündiger Arbeit in Kälte
B. an den Herzkranzgefäßen
C. im Bereich der Hände
D. an den Ohren
E. bei Pianisten

3.009 Welche Aussage trifft zu?

Erkrankungen durch mechanische Erschütterungen variieren nach Art der Frequenz und der Amplitude der Vibration. Niedrige Frequenzen unterhalb 10 Hz verursachen ausschließlich

A. Innenohrschäden
B. Trommelfellperforationen
C. angioneurotische Störungen
D. Sprachstörungen
E. Knochen-Gelenk-Schäden

3.010 Welche Aussage trifft zu?

Druckluftarbeiter (Taucher, Caissonarbeiter) müssen durch ermächtigte Ärzte nach bestimmten Regeln untersucht werden. Ihr spezifisches Risiko (Caissonkrankheit) tritt auf

A. beim Druckanstieg
B. bei längere Zeit gleichbleibendem Druck
C. bei Überschreiten von 2,5 atü
D. beim Druckabfall
E. keine der Angaben trifft zu

3.011 Welche Aussage trifft zu?

Der Lärmpegel einer Lärmquelle wird in Dezibel = dB (A) gemessen. Die Schädigungsschwelle bei chronischer Einwirkung liegt bei:

A. 65 dB (A)
B. 75 dB (A)
C. 90 dB (A)
D. 100 dB (A)
E. 110 dB (A)

3.012 Welche Aussage trifft zu?

Unter "$C_5$-Senke" versteht man

A. Depressionen nach Vergiftung mit Pentan ($C_5H_{12}$)
B. das Vorstadium eines Abrisses des Dornfortsatzes des 5. Halswirbels
C. ein Kriterium der Nichteignung für die Ausübung stehender Berufe
D. eine typische Tonschwellenerhöhung bei beginnender Lärmschwerhörigkeit
E. die Grenze des für das ungeschützte Ohr erträglichen Schalldruckpegels

3.013 Welche Aussage trifft zu?

Zu den Symptomen eines Barotraumas in Form akuter Drucksteigerung gehört

A. Gelenkschmerzen
B. Tiefenrausch
C. Taucherflöhe
D. Knochennekrose
E. Meniere-Erkrankung

3.014 Welche Aussage trifft zu?

Der akute Strahlenschaden bei Ganzkörperbestrahlung mit 1 Gy (100 rd) Röntgenstrahlen zeigt sich im Blutbild zuerst am Rückgang folgender Zellen

A. Retikulozyten
B. Thrombozyten
C. Lymphozyten
D. Erythrozyten
E. Granulozyten

3.015 Welche Aussage trifft zu?

Bei Arbeit in Luftunterdruck kann Herzklopfen, Atemnot, Schwindel, Kopfschmerz, Übelkeit sowie in schweren Fällen Bewußtlosigkeit und Tod eintreten. Die Ursache dieser Störungen ist

A. Entlastung der Pressorezeptoren mit reflektorischen Folgen
B. partieller Lungenkollaps (Atelektasen) infolge Druckentlastung
C. Freisetzung von gelöstem Stickstoff aus dem Gewebe mit der Folge multipler Gasembolien
D. Hypoxie infolge Abfall des $pO_2$
E. Gefäßerweiterung mit Blutdruckabfall infolge Druckentlastung der Körperoberfläche

3.016 Welche Aussage trifft zu?

Die Feststellung einer möglichen berufsbedingten Kontamination oder Inkorporation von radioaktiven Substanzen kann geeigneterweise erfolgen durch

A. Atomabsorptionsspektroskopie (AAS)
B. Farbstoffverdünnungsmethoden
C. Neutronenanalyse
D. Kernresonanzspektroskopie
E. Szintillationsmessung

3.017 Welche Aussage trifft zu?

Durch permanenten Lärm von 25 dB (A) entstehen in der Regel

A. keine Schäden
B. vegetative Störungen
C. psychische Störungen
D. Mittelohr-Schädigungen
E. Innenohr-Schädigungen

3.018 Welche Aussage trifft zu?

Welche der folgenden Schäden können durch permanente Geräusche von 30 dB (A) entstehen

A. vegetative Störungen
B. psychische Störungen
C. Abfall des Hörvermögens im Bereich von $c^5$ (ca. 4000 Hertz)
D. Schädigung der Haarzellen des Innenohrs
E. keine der Antworten ist richtig

3.019 Welche Aussage trifft zu?

Der an einem Arbeitsplatz vorhandene Schallpegel von 88 dB (A) soll so gesenkt werden, daß er von der Belegschaft nur noch als halb so laut empfunden wird. Demzufolge muß der Schallpegel nach Durchführung der Arbeitsschutzmaßnahmen betragen

A. 22 dB (A)
B. 44 dB (A)
C. 65 dB (A)
D. 78 dB (A)
E. 85 dB (A)

3.020 Welche Aussage trifft zu?

Erkrankungen durch mechanische Erschütterungen variieren nach Art der Frequenz und der Amplitude der Vibration. Allgemein verursacht eine niedrige Frequenz unterhalb 10 Hz ausschließlich

A. angioneurotische Störungen
B. Knochen-Gelenk-Schäden
C. Innenohrschäden
D. Trommelfellperforationen
E. Sprachstörungen

3.021 Welche Aussage trifft zu?

Von einem Lärmbetrieb wird gesprochen, wenn

A. er laut ist
B. hochfrequenter Schall vorherrscht
C. in ihm impulshaltiger Schall vorherrscht
D. in ihm disharmonischer Schall vorherrscht
E. sein Schallpegel über dem Richtwert liegt

3.022 Welche Aussage trifft zu?

Die sogenannte "Feuerlamelle" der Linse ist charakteristisch für eine Strahlenschädigung durch

A. Ultraviolett-Strahlung
B. Sonnenlicht
C. Ultrarot-Strahlung
D. Röntgenstrahlung
E. Radiumstrahlung

3.023 Welche Aussage trifft zu?

Welche "kritische Intensität" darf von einem Geräusch auf die Dauer nicht überschritten werden, um die Entstehung von Lärmschwerhörigkeit zu vermeiden?

A. 70 dB (A)
B. 75 dB (A)

C. 80 dB (A)
D. 85 dB (A)
E. 90 dB (A)

3.024 Welche Aussage trifft zu?

Die Schädlichkeit des Lärms hängt von verschiedenen Faktoren ab. Welcher der nachfolgend genannten Faktoren hat praktisch keine Bedeutung?

A. Lokalisation
B. Frequenz
C. Stärke
D. Dauer
E. Rhythmus

3.025 Welche Aussage trifft zu?

Das chronische akustische Trauma, die Lärmschwerhörigkeit, ist charakterisiert durch langfristige Einwirkung hoher Schallintensität, die auf Dauer zur Innenohrschädigung führen.
Welche Elemente des Cortischen Organs werden durch oben genannte Einwirkungen zuerst geschädigt?

A. Reissnersche Membran
B. Membrana tectoria
C. äußere Haarzellen
D. innere Haarzellen
E. Stützzellen (Deitersche Zellen)

3.026 Welche Aussage trifft zu?

Für eine Lärmschwerhörigkeit ergeben sich audiometrisch typischerweise Veränderungen entsprechend

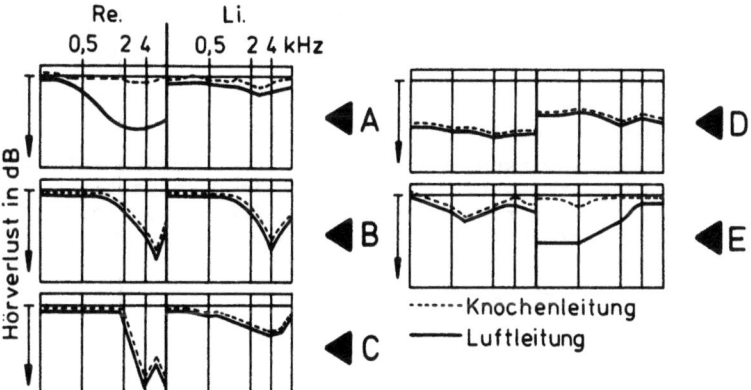

3.027 Welche Aussage trifft zu?

Ein Straßenbauarbeiter, dessen Familienanamnese gehäuft cerebrovaskuläre Erkrankungen aufweist, war wegen eines Arbeitsunfalles etwa 6 Monate krank. Nach Wiederaufnahme seiner Arbeit ist er an einer Baustelle eingesetzt, an der größere Mengen von Schottersteinen zu schaufeln sind. Am Ende des zweiten Arbeitstages verspürt er am Nachmittag plötzliche Schmerzen zwischen den Schulterblättern und kann die Arbeit nicht fortsetzen. Außerdem hält er Schultern, Arme und Kopf steif.
Die Diagnose lautet wahrscheinlich

A. zervikaler Bandscheibenvorfall
B. Abrißbruch eines Wirbeldornfortsatzes
C. akuter Muskelriß
D. apoplektischer Insult
E. akute Tendovaginitis

3.028 Welche Aussage trifft nicht zu?

Erkrankungen der Sehnenscheiden aufgrund beruflicher Einflüsse sind als entschädigungspflichtige Berufskrankheiten anzuerkennen, wenn

A. die Erkrankungen spätestens innerhalb der ersten 6 Monate nach Aufnahme der angeschuldigten Tätigkeit auftreten
B. die Erkrankungen zur Aufgabe der angeschuldigten Tätigkeit gezwungen haben
C. die Erkrankungen durch Wiederaufnahme der angeschuldigten Tätigkeit verschlimmert werden
D. die Erkrankungen nach erneuter Aufnahme der angeschuldigten Tätigkeit wiederaufleben können
E. im Anschluß an ein Heilverfahren nach dreimonatiger Beschwerdefreiheit bei gleicher beruflicher Belastung wie vorher die Krankheit wiederauflebt

3.029 Welche Aussage trifft nicht zu?

Die Einwirkung mechanischer Schwingungen auf das Hand-Arm-System ruft häufig ein vasospastisches Syndrom hervor (Raynaudsches Phänomen, "Weißfingerkrankheit"). Dies wird u.a. beim Umgang mit folgenden Werkzeugen beobachtet

A. motorisierten Rasenmähern
B. Motorsägen
C. Poliermaschinen
D. Schleifmaschinen
E. Preßlufthämmern

3.030 Welche Aussage trifft nicht zu?

Bei Arbeiten in Druckluft führt der zu schnelle Übergang von Normaldruck zum Überdruck zu

A. Sehstörungen
B. Kopfschmerzen
C. Ohrenschmerzen
D. Zahnschmerzen bei kariösen Zähnen
E. Gleichgewichtsstörungen

3.031 Welche Aussage trifft nicht zu?

Lärm besitzt eine maskierende Wirkung im Hinblick auf die Wahrnehmung von Nutzschall. Dies wirkt sich ungünstig aus

A. im Hinblick auf Unfallgefährdung
B. bei der Arbeit im Leitstand einer automatisierten Produktionsanlage
C. auf die Leistung einer Telefonistin
D. auf die Leistung einer Stenotypistin
E. auf die Leistung eines Arbeiters in einem Websaal

3.032 Welche Aussage trifft nicht zu?

Bei mehrjähriger Tätigkeit mit Preßluftwerkzeugen können entstehen

A. arterielle Durchblutungsstörungen
B. Arthrosen des Akromioclaviculargelenks
C. Lunatummalacie
D. Arthrosen der Ellenbogengelenke
E. Akroosteolysen der Fingerendphalangen

3.033 Welche Aussage trifft nicht zu?

Symptome einer Paratenonitis sind

A. Druckempfindlichkeit
B. Schwellung
C. "schneeballartiges Knirschen"
D. Kontraktur
E. Bewegungsschmerz

## AUFGABENTYP B

Ordnen Sie den physikalischen Einwirkungen
(Liste 1) die durch sie charakteristischerweise
hervorgerufene Erkrankung bzw. pathologische
Veränderung (Liste 2) zu

Liste 1                              Liste 2

3.034 Überdruck (z.B.                A. Abrißbrüche der Wir-
      Caisson-Arbeiten)                 belfortsätze
                                     B. Katarakt
3.035 Infrarotstrahlung              C. akute myeloische
      (Wellenlänge zwischen             Leukämie
      750 - 2400 nm)                 D. aseptische Knochen-
                                        nekrosen
                                     E. Intentionstremor

A U F G A B E N T Y P   C

3.036 Bei Arbeiten unter Luftüberdruck (Caisson- und Taucharbeiten) muß in der Phase des Druckabfalls (Ausschleusen, Auftauchen) besondere Sorgfalt aufgewendet werden,

weil

bei zu schnellem Druckabfall im Körpergewebe gelöster Stickstoff gasblasenförmig freigesetzt wird und zu gefährlichen multiplen Gasembolien führen kann.

3.037 Das Auftauchen von Caissonarbeitern sollte möglichst rasch geschehen,

weil

es in der Druckabfallphase nach Überdruckarbeiten zu multiplen Gasembolien kommen kann.

3.038 Bei Druckluftarbeiten können sich Druckfallbeschwerden auch noch mehrere Stunden nach der Dekompression einstellen,

weil

die während der Isokompression im Organismus angereicherten Atemgase aus Fettgewebe verzögert freigesetzt werden.

3.039 Eine mehrjährige Lärmexposition von mehr als 90 dB (A) verursacht eine reversible Schwerhörigkeit,

weil

es in der Lärmpause zu einer Regeneration der choleären Haarzellen kommt.

3.040 Bei Gefahr gehörschädlicher Lärmeinwirkung über die Knochenleitung müssen Gehörschutzkapseln getragen werden,

weil

Gehörschutzkapseln im Gegensatz zu Gehörgangstöpseln auch die Knochenleitung dämmen.

3.041 Bei beginnender Lärmschwerhörigkeit findet man im Tonschwellenaudiogramm eine Hörschwellenanhebung bei 500 bis 1000 Hz,

weil

die lärmbedingte Schädigung vor allem die für die tieferen Frequenzen zuständigen Bereiche des Corti'schen Organs betrifft.

3.042 Bei Einwirkung sehr hoher Schallpegel - z.B. bei Arbeit auf dem Vorfeld von Flughäfen - müssen zum Zwecke des Gehörschutzes Schallschutzhelme getragen werden,

weil

Schallschutzhelme im Gegensatz zu Gehörgangsstöpseln und Gehörschutzkapseln auch die Schalleinführung über die Schädelknochen reduzieren.

3.043 Bei regelmäßig durchgeführten Handschliffarbeiten an Glasgegenständen (z.B. Weingläsern) sollten die aufgestützten Ellenbogen durch Polster geschützt werden,

weil

die schnellen Schwingungen der Schleifscheibe eine Arthrosis deformans der Ellenbogengelenke induzieren können.

3.044 Eine mehrjährige Lärmexposition von mehr als 90 dB (A) kann eine Schwerhörigkeit verursachen,

weil

arbeitsfreie Zeiträume ohne Lärmexposition eine Regeneration der cochleären Haarzellen ermöglichen.

3.045 Die pathologischen Organveränderungen bei der Caissonkrankheit sind auf eine Stickstoffembolie zurückzuführen,

weil

der Stickstoff bei Druckabfall als Gas in den Gefäßen auftritt.

3.046 Immissionsrichtwerte für Geräusche werden in dB (A) angegeben,

weil

durch den dB (A)-Wert die tatsächlich vorhandene Schallenergie exakt gekennzeichnet wird.

3.047 Arbeitsbereiche, in denen die Geräuschbelastung nicht unter 90 dB (A) herabgesetzt werden kann, sind nach der UVV "Lärm" als "Lärmbereiche" zu kennzeichnen,

weil

erfahrungsgemäß eine Lärmbelastung von 90 dB (A) über einen Zeitraum von 10 Jahren bei 95 % der Betroffenen eine Lärmschwerhörigkeit (im Sinne der BeKV) hervorruft.

## AUFGABENTYP D

3.048 Welche Aussage trifft zu?

Handwurzelschäden durch mechanische Erschütterungen können manchmal schon nach einem Jahr, meist aber spät (nach 10 Jahren und länger) auftreten. Welche der nachfolgenden Symptome sind für eine Affektion der Handwurzelknochen durch Vibrationen charakteristisch?

1. intensiver Streckungsschmerz
2. intensiver Beugungsschmerz
3. grobschlägiger Tremor
4. Sensibilitätsstörungen im Bereich des 2. und 3. Fingers
5. Osteonekrosen im Bereich des Os naviculare
6. Osteolyse im Bereich des Os lunatum

A. 1 - 6 = alle sind richtig
B. 2, 4, 6 sind richtig
C. 3 - 6 sind richtig
D. 3 + 4 sind richtig
E. 1 - 3, 5, 6 sind richtig

3.049 Welche Aussage trifft zu?

Bei Caissonarbeitern kann der zu schnelle Übergang von Normaldruck zum Überdruck führen zu

1. Kopfschmerzen
2. Gleichgewichtsstörungen
3. Ohrenschmerzen
4. Zahnschmerzen bei kariösen Zähnen

A. nur 1 ist richtig
B. nur 3 ist richtig
C. nur 4 ist richtig
D. nur 1 und 3 sind richtig
E. 1 - 4 = alle sind richtig

3.050 Welche Aussage trifft zu?

Bei Druckluftarbeitern sind Häufigkeit, Lokalisation und Ausmaß der als Dekompressionskrankheiten bezeichneten Gewebsschäden im wesentlichen abhängig von

1. Höhe der Isokompression
2. Dauer der Isokompression
3. Dauer der Dekompression
4. Lipoidgehalt der Organe
5. Durchblutung der Organe

A. nur 3 ist richtig
B. nur 1 und 2 sind richtig
C. nur 1, 3 und 4 sind richtig

D. nur 1, 3 und 5 sind richtig
E. 1 - 5 = alle sind richtig

3.051 Welche Aussage trifft zu?

Knochen-Gelenk-Schäden durch mechanische Erschütterungen sind arthrotischer Natur. Welche der folgenden pathologischen Veränderungen werden hierbei gehäuft beobachtet?

1. Hyperostosen
2. Exostosen
3. Umstrukturierungen des Knochengerüstes
4. Bildung von Vakuolen
5. Spontanfrakturen

A. keine der Aussagentrifft zu
B. nur 1 und 2 sind richtig
C. nur 3, 4 und 5 sind richtig
D. nur 1, 2, 3 und 4 sind richtig
E. 1 - 5 = alle sind richtig

3.052 Welche Aussage trifft zu?

Welche Strahlen können direkt eine maligne Entartung der Haut induzieren?

1. UV-A
2. UV-B
3. Infrarotstrahlung

A. nur 2 ist richtig
B. nur 1 und 2 sind richtig
C. nur 1 und 3 sind richtig
D. nur 2 und 3 sind richtig
E. 1 - 3 = alle sind richtig

3.053 Welche Aussage trifft zu?

Lärmschwerhörigkeit ist u.a. durch folgende Symptomatik charakterisiert:

1. der Hörverlust ist irreversibel
2. der Frequenzbereich für die Umgangssprache wird zuerst betroffen
3. das Hörvermögen ist besonders für Frequenzen in der Nähe von 4000 Hz betroffen
4. die Kurven der Hörschwelle für Luft- und Knochenleitung verlaufen parallel

A. nur 1 und 2 sind richtig
B. nur 1 und 3 sind richtig
C. nur 3 und 4 sind richtig
D. nur 1, 2 und 4 sind richtig
E. nur 1, 3 und 4 sind richtig

3.054 Welche Aussage trifft zu?

Um die Diagnose einer Lärmschwerhörigkeit zu erhärten, sind die häufigsten anderweiligen Ursachen einer Schwerhörigkeit auszuscheiden. Hierzu zählen insbesondere

1. traumatische Ursachen
2. toxische Ursachen
3. medikamentöse Ursachen
4. psychische Ursachen
5. physiologischer Leistungsabfall

A. nur 5 ist richtig
B. nur 1 und 2 sind richtig
C. nur 4 und 5 sind richtig
D. nur 1, 2 und 3 sind richtig
E. nur 1, 2, 3 und 5 sind richtig

3.055 Welche Aussage trifft zu?

Zur Vorbeugung einer berufsbedingten Sehnenscheidenentzündung sind geeignet

1. Vermeiden einseitiger Muskelbeanspruchung
2. richtige Sitzgestaltung
3. ergonomische Gestaltung von Maschinen
4. Kurzpausen mit Lockerungsübungen

A. nur 1 und 2 sind richtig
B. nur 3 und 4 sind richtig
C. nur 1, 2 und 4 sind richtig
D. nur 2, 3 und 4 sind richtig
E. 1 - 4 = alle sind richtig

3.056 Welche Aussage trifft zu?

Knochen-Gelenk-Schäden durch mechanische Erschütterungen sind arthrotischer Natur. Welche der folgenden pathologischen Veränderungen sind in der Regel hierbei anzutreffen?

1. Hyperostosen
2. Exostosen
3. Umstrukturierung des Knochengerüstes
4. Bildung von Vakuolen
5. Hämangiome
6. Spontanfrakturen

A. keine der Aussagen ist richtig
B. nur 1 und 2 sind richtig
C. nur 1, 2, 3 und 4 sind richtig
D. nur 1, 2, 5 und 6 sind richtig
E. nur 1, 2, 3, 4 und 5 sind richtig

3.057 Welche Aussage trifft zu?

Bei einem 29jährigen Bergmann tritt nach 7jähriger regelmäßiger Tätigkeit unter Tage während der Gartenarbeit plötzlich ein scharfer Schmerz im linken Kniegelenk auf, der ursächlich auf einen Riß des inneren Meniskus zurückzuführen ist.
Ein Kausalzusammenhang zwischen Meniskusschaden und beruflicher Tätigkeit ist unwahrscheinlich, weil das Ereignis

1. plötzlich aufgetreten ist
2. während einer berufsfremden Tätigkeit aufgetreten ist
3. den inneren Meniskus betrifft
4. sich schon nach 7jähriger Berufstätigkeit ereignete
5. schon im 3. Lebensjahrzehnt aufgetreten ist

A. keine der obigen Aussagen ist richtig
B. nur 4 ist richtig
C. nur 1 und 2 sind richtig
D. nur 1 und 5 sind richtig
E. nur 2 und 3 sind richtig

3.058 Welche Aussage trifft zu?

Bei Arbeiten in Druckluft ruft ein zu schneller Übergang vom Überdruck zum Normaldruck mehr oder weniger ausgeprägte Störungen hervor.
Die Symptomatik umfaßt

1. Hautjucken
2. Gelenk- und Muskelstörungen
3. Dyspnoe
4. Ohrensausen
5. Schwerhörigkeit
6. Schwindel

A. nur 1 ist richtig
B. nur 5 und 6 sind richtig
C. nur 1, 3 und 6 sind richtig
D. nur 2, 4 und 6 sind richtig
E. 1 - 6 = alle sind richtig

3.059 Welche Aussage trifft zu?

Welche der nachfolgenden Symptome sind für eine Affektion der Handwurzelknochen durch Vibrationen charakteristisch?

1. intensiver Streckungsschmerz
2. intensiver Beugungsschmerz
3. grobschlägiger Tremor
4. Sensibilitätsstörungen im Bereich des 2. und 3. Fingers
5. Osteonekrosen im Bereich des Os naviculare

6. Osteolyse im Bereich des Os lunatum

A. nur 3 und 4 sind richtig
B. nur 2, 4 und 6 sind richtig
C. nur 3, 4, 5 und 6 sind richtig
D. nur 1, 2, 4, 5 und 6 sind richtig
E. 1 - 6 = alle sind richtig

3.060 Welche Aussage trifft zu?

Die Infrarotstrahlung ist eine der möglichen Ursachen des berufsbedingten grauen Stars. Wichtige gewerbliche Gefahrenquellen sind

1. Laser-Strahlen
2. Strahlungen von weißglühenden Glasflüssen
3. Glühlampen
4. Infrarot-Heizgeräte

A. nur 1 ist richtig
B. nur 2 ist richtig
C. nur 1 und 2 sind richtig
D. nur 1, 2 und 4 sind richtig
E. 1 - 4 = alle sind richtig

3.061 Welche Aussage trifft zu?

Die Anerkennung einer Sehnenscheidenentzündung als entschädigungspflichtige Berufskrankheit setzt im allgemeinen voraus

1. einförmig beanspruchende berufliche Tätigkeit
2. , daß die Erkrankung den Antragsteller zur Unterlassung aller Tätigkeiten gezwungen hat, die für die Entstehung, Verschlimmerung oder das Wiederaufleben der Krankheit ursächlich waren oder sein können
3. MdE von mindestens 20 %

A. nur 1 ist richtig
B. nur 3 ist richtig
C. nur 1 und 2 sind richtig
D. nur 2 und 3 sind richtig
E. 1 - 3 = alle sind richtig

3.062 Zur Arbeitsanamnese gibt ein 48jähriger Waldarbeiter an, seit Jahren mehrere Stunden täglich mit einer Motorsäge Bäume zu entasten.
Welche Befunde/Diagnosen sind wahrscheinlich berufsbedingt?

1. chronische Bronchitis
2. Spondylosis deformans der Wirbelsäule
3. Raynaudsches Phänomen
4. beidseitige $C^5$-Senke im Audiogramm

A. nur 2 ist richtig
B. nur 3 und 4 sind richtig
C. nur 1, 2 und 3 sind richtig
D. nur 2, 3 und 4 sind richtig
E. 1 - 4 = alle sind richtig

## 4. DURCH INFEKTIONSERREGER ODER PARASITEN VERURSACHTE BERUFSKRANKHEITEN SOWIE TROPENKRANKHEITEN

### A U F G A B E N T Y P  A

4.001 Welche Aussage trifft zu?

Ein Pharmavertreter erkrankt an einer Australia-Antigen-positiven Hepatitis. In der Klinik erfährt er, daß ein Arzt, den er etwa vier Monate zuvor beruflich besucht hat, kurz nach diesem Besuch wegen einer ebenfalls Australia-Antigen-positiven Hepatitis stationär behandelt wurde, die er sich wahrscheinlich während des tariflich gesicherten Urlaubs zugezogen hatte.
Welche der folgenden Aussagen trifft zu?

A. Die Hepatitis des Arztes ist als Berufskrankheit anzusehen, weil dieser generell einer wesentlich höheren Infektionsgefahr ausgesetzt ist als die Allgemeinbevölkerung
B. Die Hepatitis des Arztes ist als Berufskrankheit anzuerkennen, weil er sie sich während des tariflich gesicherten Jahresurlaubes zuzog
C. Die Hepatitis des Pharmavertreters ist nicht als Berufskrankheit anzuerkennen, weil sich der Arzt diese Krankheit nicht während seiner beruflichen Tätigkeit zuzog
D. Die Hepatitis des Pharmavertreters ist nicht als Berufskrankheit anzuerkennen, weil sein Besuch außerhalb der normalen Dienstzeit des Arztes lag
E. Die Hepatitis des Pharmavertreters ist wahrscheinlich als Berufskrankheit anzuerkennen, weil die Kausalkette hinsichtlich Krankheitserreger und Inkubationszeit gesichert erscheint

4.002 Welche Aussage trifft zu?

Für die Anerkennung einer Infektionskrankheit als Berufskrankheit bei Ärzten und medizinischem Personal ist der Nachweis der Infektionsquelle

A. in jedem Fall erforderlich
B. grundsätzlich nicht erforderlich
C. bei bestimmten, definierten Tätigkeiten nicht erforderlich
D. nur bei Tätigkeiten auf internistischen Allgemeinstationen erforderlich, weil dort im allgemeinen keine Infektionsgefahr vorausgesetzt werden kann
E. keine der Angaben trifft zu

4.003 Welche Aussage trifft zu?

Nach einem einjährigen berufsbedingten Aufenthalt in einer tropischen Region hält sich ein Monteur vor dem Heimflug noch 3 Tage privat in der Landeshauptstadt auf. 2 Wochen nach seiner Rückkehr wird bei ihm eine infektiöse Hepatitis diagnostiziert.
Wie beurteilen Sie diese Erkrankung?

A. Berufskrankheit, weil im Gastland Virushepatitis als entschädigungspflichtige Berufskrankheit anerkannt wird
B. Keine Berufskrankheit, weil der Arbeiter bereits eine Alkohol-Entziehungskur absolviert hat
C. Keine Berufskrankheit, weil der Versicherungsschutz durch Urlaubstage unterbrochen wurde
D. Keine Berufskrankheit, weil die Infektionsquelle nicht mehr nachweisbar ist
E. Berufskrankheit, weil am Arbeitsort eine Hepatitisendemie herrscht

4.004 Welche Aussage trifft zu?

Bei berufsbedingten Infektionskrankheiten ist welcher Personenkreis als besonders gefährdet anzusehen

A. Studenten
B. Angestellte auf Sondermüllplätzen
C. Lehrkräfte in tropischen Regionen
D. Beschäftigte in chemischen Reinigungsbetrieben
E. Personen aus Heil- und Pflegeberufen

4.005 Welche Aussage trifft zu?

Die wichtigste berufsbedingte Infektionskrankheit ist nach Häufigkeit der gemeldeten und anerkannten Fälle

A. die Toxoplasmose
B. die Virushepatitis
C. das Q-Fieber
D. die Virusgrippe
E. die Tuberkulose

4.006 Welche Aussage trifft zu?

Eine Infektionskrankheit wird in landwirtschaftlichen Unternehmen als Berufskrankheit anerkannt, wenn

A. das als Infektionsquelle erkannte Tier selbst an den Folgen der infektiösen Krankheit stirbt

B. die Folgen der Krankheit eine mindestens zweiwöchige Arbeitsunfähigkeit verursachen
C. die Symbiose zwischen Tier und Krankheitserreger erwiesen ist
D. die Infektionsquelle mit den entsprechenden Erregern wahrscheinlich im Bereich der Berufstätigkeit liegt
E. die Immunität des Tieres gegenüber dem Krankheitserreger nachgewiesen ist

4.007 Welche Aussage trifft zu?

Zwei Wochen nach der Rückkehr aus Übersee wird bei einem Monteur eine infektiöse Hepatitis diagnostiziert. Wie beurteilen Sie diese Erkrankung des Arbeiters, der nach Beendigung seiner Tätigkeit sich noch vor dem Abflug 3 Tage privat in der Landeshauptstadt aufgehalten hat?

A. Berufskrankheit, weil im Gastland Virushepatitis als entschädigungspflichtige Berufskrankheit anerkannt wird
B. Berufskrankheit, weil im Arbeitscamp unhygienische Zustände herrschten
C. keine Berufskrankheit, weil Versicherungsschutz unterbrochen durch Urlaubstage
D. keine Berufskrankheit, weil der Monteur nicht zu dem beruflich exponierten Personenkreis zählt
E. keine Berufskrankheit, weil die Dauer der Inkubationszeit ungewiß ist

4.008 Welche Aussage trifft zu?

Die Anerkennung einer infektiösen oder parasitären Erkrankung als Berufskrankheit ist an folgende wesentliche Bedingung geknüpft:

A. Allgemeiner Kontakt mit Tieren, tierischen Erzeugnissen oder Abfällen, die infektiöses oder parasitäres Material enthalten
B. Ferien-Aufenthalt in einem Land, in dem infektiöse oder parasitäre Erkrankungen endemisch oder epidemisch auftreten
C. Arbeiten unter Hitze in tropischem Klima
D. Der Betroffene muß auf Grund seiner beruflichen Tätigkeit der Infektionsgefahr in erheblich größerem Maße als die Gesamtbevölkerung ausgesetzt sein
E. Ein naher Verwandter leidet an einer berufsbedingten Infektionskrankheit

4.009 Welche Aussage trifft zu?

Durch Infektionserreger oder Parasiten verursachte Berufskrankheiten weisen im Gegensatz zu entsprechenden Infektionskrankheiten berufsfremder Genese generell folgende Unterschiede auf:

A. verkürzte Inkubationszeit
B. Exazerbation einer latenten Infektion
C. vermehrte Resistenzquote
D. reduzierte Immunitätslage
E. keine Unterschiede

4.010 Welche Aussage über das Erysipeloid trifft nicht zu?

A. Am häufigsten erkranken Schlachter, Fischverkäufer und Hausfrauen nach Stich- oder Schürfverletzungen beim Herrichten von Wild, Fischen und Schweinefleisch
B. Erreger ist das grampositive Bakterium "Erysipelothrix rusiopathiae"
C. Die Inkubationszeit beträgt 7 - 10 Tage
D. Morphologisch findet sich eine meist an den Händen sitzende, sich zentrifugal langsam ausdehnende livide Rötung
E. Eine Spontanheilung ist möglich

## AUFGABENTYP C

4.011 Vom Tier auf den Menschen übertragbare Krankheiten werden grundsätzlich nicht als Berufskrankheiten anerkannt,

weil

die Entschädigung im Falle einer Infektion für jeden Betroffenen nach dem Bundesseuchengesetz erfolgt.

4.012 Die Hepatitis B spielt als Berufskrankheit keine Rolle,

weil

die Hepatitis B nur parenteral übertragen wird.

A U F G A B E N T Y P   D

4.013 Welche Aussage trifft zu?

Welche der arbeitsmedizinisch relevanten infektiösen oder parasitären Erkrankungen können mit einer Pneumonie einhergehen?

1. Anthrax
2. Amöbiasis
3. Ornithose
4. Leptospirose
5. Q-Fieber

A. nur 1 ist richtig
B. nur 2 und 3 sind richtig
C. nur 1, 3 und 5 sind richtig
D. nur 3, 4 und 5 sind richtig
E. 1 - 5 = alle sind richtig

4.014 Welche Aussage trifft zu?

Zur Anerkennung als Berufskrankheit sind bei den Infektionserkrankungen unbedingt erforderlich

1. der Nachweis der Infektionsquelle
2. der serologische bzw. bakteriologische Erregernachweis
3. die Einhaltung der Inkubationszeit
4. das Bestehen eines beruflichen Infektionsrisikos
5. vorausgegangene aktive Immunisierung

A. nur 3 und 4 sind richtig
B. nur 1, 2 und 4 sind richtig
C. nur 2, 3 und 4 sind richtig
D. nur 1, 2, 3 und 4 sind richtig
E. 1 - 5 = alle sind richtig

4.015 Welche Aussage trifft zu?

Welche Infektionskrankheiten werden bevorzugt bei Tierärzten, Tierpflegern, Metzgern, Melkern beobachtet?

1. Brucellosen
2. Leptospirosen
3. Ornithosen
4. Anthrax
5. Q-Fieber
6. Gasbrand

A. nur 1, 3 und 5 sind richtig
B. nur 1, 2, 3 und 4 sind richtig
C. nur 2, 3, 4 und 6 sind richtig
D. nur 1, 2, 3, 4 und 5 sind richtig

E. 1 - 6 = alle sind richtig

4.016 Welche Aussage trifft zu?

Bei welchen Infektionskrankheiten haben Tierärzte, Tierpfleger, Metzger und Melker ein besonderes Erkrankungsrisiko?

1. Brucellosen
2. Anthrax
3. Q-Fieber
4. Gasbrand

A. nur 1 ist richtig
B. nur 1 und 2 sind richtig
C. nur 1, 2 und 3 sind richtig
D. nur 1, 2 und 4 sind richtig
E. 1 - 4 = alle sind richtig

# 5. BERUFSBEDINGTE ERKRANKUNGEN DER LUNGE UND DER ATEMWEGE

AUFGABENTYP A

5.001 Welche Aussage trifft zu?

Röntgenthoraxaufnahmen werden - bei vorliegender Pneumokoniose - im allgemeinen beschrieben gemäß

A. der Definition der WHO
B. dem ASiG vom 12.12.1973
C. der ILO U/C 1980 Staublungenklassifikation
D. den berufsgenossenschaftlichen Grundsätzen
E. der Strahlenschutzverordnung vom 13.10.1976

5.002 Welche Aussage trifft zu?

Welcher Untersuchungsbefund ist besonders wichtig für die Frühdiagnose einer Asbestose?

A. Asbestwarzen
B. Giemen und Brummen bei Atemdistanzgeräusch
C. multiple noduläre Verschattungen über allen Lungenfeldern
D. kleine unregelmäßige Schatten in den Mittel-Untergeschossen der Lunge
E. verkürzter Atemzeitquotient

5.003 Welche Aussage trifft zu?

Asbest gehört aufgrund seiner physikalischen-chemischen Eigenschaften in die Gruppe der

A. Halbleiter
B. NE-Metalle
C. amagnetischen Legierungen
D. Fasersilikate
E. Stäube von synthetisierten organischen Verbindungen

5.004 Welche Aussage trifft zu?

Das Frühstadium der Asbestose ist pathphysiologisch bevorzugt gekennzeichnet durch

A. die Druckerhöhung im Lungenkreislauf
B. die obstruktive Ventilationsstörung
C. die restriktive Ventilationsstörung
D. Gasdiffusionsstörungen
E. Erhöhung der Oberflächenspannung der Alveolen

5.005 Welche Aussage trifft zu?

Lungenkrebs wird generell als Berufskrankheit unterstellt beim Zusammentreffen mit

A. Asbestose

B. Aluminium-Staublunge
C. Lungenfibrose durch Hartmetalle
D. Silikotuberkulose
E. Silikose

5.006 Welche Aussage trifft zu?

Die exogene Siderose der Lunge ist in der Regel

A. eine Lungenveränderung ohne primären Krankheitswert infolge Inhalation von Eisenoxid
B. zu den Hartmetallfibrosen der Lunge zu zählen
C. eine obstruktive Atemwegserkrankung auf chemisch-irritativer Basis
D. keine Pneumokoniose im engeren Sinn, sondern meist Folge einer langfristigen beruflich bedingten, peroralen Eisenaufnahme
E. im Röntgenbild der Lunge gekennzeichnet durch großflächige Verschattungen mit diffusen Pleuraadhäsionen

5.007 Welche Aussage trifft zu?

In der Diagnostik von durch allergisierende Stoffe verursachten obstruktiven Atemwegserkrankungen besitzt folgender Test die größte Aussagekraft

A. inhalativer Acetylcholintest
B. Nachweis zirkulierender spezifischer Antikörper der IgE-Klasse im Radio-Allergo-Sorbens-Test (RAST)
C. arbeitsplatzbezogener inhalativer Provokationstest unter ganzkörperplethysmographischer Kontrolle
D. Intrakutantest unter Verwendung des verursachenden Allergens
E. Bronchospasmolysetest

5.008 Welche Aussage trifft zu?

Lungenkrebs wird generell als Berufskrankheit unterstellt beim Zusammentreffen mit

A. Silikose
B. Lungenfibrose durch Hartmetalle
C. Asbestose
D. Aluminose
E. Siliko-Tuberkulose

5.009 Welche Aussage trifft zu?

Welche der folgenden Behandlungen ist bei manifester Rechtsinsuffizienz infolge fortgeschrittener Pneumokoniose kontraindiziert?

A. Gabe von Hypnotika
B. Behandlung der pulmonalen Insuffizienz
C. Gabe von Diuretika
D. Digitalisierung
E. Behandlung der Störung des Mineralhaushaltes

5.010 Welche Aussage trifft zu?

Eine Siliko-Tuberkulose ist nicht mehr "aktiv", sobald

A. keine klinischen Zeichen einer Aktivität mehr bestehen
B. der Patient beschwerdefrei ist
C. eine Tuberkulin-Konversion eintritt
D. sie auf Therapie mit Tuberkulostatika anspricht
E. der Tine-Test positiv ist

5.011 Welche Aussage trifft zu?

Bei einem 50jährigen Hauer im Steinkohlenbergbau wird eine Siliko-Tuberkulose diagnostiziert. Die Behandlung dieser Erkrankung geht zu Lasten der

A. Krankenversicherung, weil der Patient dieser Beiträge gezahlt hat
B. Rentenversicherung, weil Erwerbsunfähigkeit vorliegt
C. Invalidenversicherung, weil der Patient arbeitsunfähig und schwerkrank ist
D. Sozialhilfe, weil der Patient mittellos ist
E. gesetzlichen Unfallversicherung, weil der Patient an einer Berufskrankheit leidet

5.012 Welche Aussage trifft zu?

Bei welcher Staublungenerkrankung ist die Lungentuberkulose als Komplikation nach der geltenden Berufskrankheitenverordnung anerkannt?

A. Thomasphosphatlunge
B. Quarzstaublungenerkrankung
C. Erkrankung durch Aluminium
D. Erkrankung durch Beryllium
E. Asbeststaublungenerkrankung

5.013 Welche Aussage trifft zu?

Welche Erkrankung wird in Verbindung mit Asbestose häufig beobachtet?

A. Lungenemphysem
B. Schwielenbildung in der Lunge
C. Bronchialkarzinom

D. lobäre Pneumonie
E. Pleuritis exsudativa

5.014 Welche Aussage trifft zu?

Pleura-Plaques im Röntgenbild sind typische Veränderungen bei

A. Asbestose
B. chronischer Bronchitis
C. Silikose
D. Aluminose
E. Berylliose

5.015 Welche Aussage trifft zu?

In der Praxis vorkommender siliziumdioxidhaltiger Staub (Silikosegefahr) weist in der Regel ein breites Korngrößenspektrum auf. Als besonders gefährlich gelten Korngrößenfraktionen

A. kleiner als 0,1 µm
B. 0,5 bis 3,0 µm
C. 5,0 bis 10,0 µm
D. 10,0 bis 50,0 µm
E. 20,0 µm

5.016 Welche Aussage trifft zu?

Das Pneumokoniose-Risiko hängt - abgesehen von spezifisch pathogenen Eigenschaften der Stäube - weitgehend von der Staubbilanz ab (Relation zwischen Deposition und Elimination). Die Elimination von Kohle und Quarz erfolgt überwiegend durch

A. Auflösung der Partikel im Flüssigkeitsfilm (Surfactant) des Alveolarbereichs
B. Auflösung der Partikel in den Phagosomen der Alveolarphagozyten
C. enzymatischen Abbau der Partikel innerhalb intraalveolärer Phagozyten
D. Abtransport auf dem Bronchialwege mit Hilfe des Flimmerepithels
E. Penetration in das Lungeninterstitium und Abtransport auf dem Lymphwege

5.017 Welche Aussage trifft zu?

Die Diagnose Byssinose ergibt sich durch

A. das typische Beschwerdebild ("Montagssymptomatik")
B. das Ergebnis des Radio-Allergo-Sorbens-Test
C. den Nachweis präzipitierender Antikörper gegen Pilzsporen
D. "Cotton-Wool-Herde" im Röntgenbild der Lunge
E. das Ergebnis der Spiroergometrie

5.018 Welche Aussage trifft zu?

Häufigstes Symptom einer beruflichen Asbestexposition ist das Auftreten von

A. Asbestwarzen
B. Pleuraerguß
C. Asbestkörperchen im Lungengewebe
D. Knisterrasseln
E. Pleuraverkalkungen

5.019 Welche Aussage trifft zu?

Ein Geldschrankschlosser fällt im Rahmen einer Routineuntersuchung durch folgenden röntgenologischen Lungenbefund auf:
Girlandenförmige Pleuraverkalkungen, feine Netzzeichnung in den Mittel- und Unterfeldern, wobei der linke Herzrand etwas unscharf erscheint. Die Arbeitsplatzanamnese ergibt, daß in unmittelbarer Nähe seiner verschiedenen Arbeitsplätze in aller Regel Isolierer tätig gewesen sind, die mit einem weißen faserartigen Material die Tresorwände gefüllt haben.
Dabei handelt es sich mit großer Wahrscheinlichkeit um

A. Steinwolle
B. Vinylchloridfasern
C. Glaswolle
D. Asbest
E. Aluminiumwolle

5.020 Welche Aussage trifft zu?

Die Diagnose eines berufsbedingten allergischen Asthma bronchiale wird zuverlässig gestellt durch

A. den Verstaubungsgrad der Lunge im Röntgenbild
B. die Bestimmung des Atemwegswiderstandes mittels Ganzkörperplethysmographie im Inhalationstest mit dem angeschuldigten Arbeitsstoff
C. den Intrakutantest mit einem Allergenextrakt
D. die Bestimmung des Serumimmunglobulin E-Spiegels
E. den bronchoskopischen Befund

5.021 Welche Aussage trifft zu?

Bei entsprechender Berufsanamnese ist eine Asbestose als Berufskrankheit wahrscheinlich, wenn

A. eine pulmonale Hypertonie besteht
B. Asbestsalze im Harn ausgeschieden werden

C. Asbestosekörperchen im Sputum nachweisbar sind
D. feinstreifige Lungenstrukturveränderung im Röntgenbild vorliegt
E. die relative 1-Sekunden-Kapazität eingeschränkt ist

5.022 Welche Aussage trifft zu?

Das allergische Asthma bronchiale ist nur dann als Berufskrankheit anzuerkennen, wenn

A. es zur Aufgabe der beruflichen Beschäftigung oder jeder Erwerbsarbeit gezwungen hat
B. es zu mindestens drei Asthma-Anfällen innerhalb eines Jahres gekommen ist
C. mindestens ein weiteres Familienmitglied des Erkrankten ebenfalls an einem allergischen Asthma bronchiale leidet
D. die Familienanamnese frei von allergischen Erkrankungen ist
E. mindestens zwei Desensibilisierungsversuche erfolglos verlaufen sind

5.023 Welche Aussage trifft zu?

Die Diagnose der Asbestose stützt sich in erster Linie auf

A. den bioptischen Lungenbefund
B. den Nachweis von Asbestwarzen im Bereich der oberen Luftwege
C. das Röntgenbild der Lungen und die Arbeitsplatzanamnese
D. den Nachweis von Asbestnadeln im Sputum in Verbindung mit einem erhöhten $SiO_2$-Gehalt des Serums
E. den Nachweis eines Pleuramesothelioms

5.024 Welche Aussage trifft zu?

Was ist ein Caplan-Syndrom?

A. eine makronoduläre Silikose mit Nephrocalcinose
B. Lungenkarzinom auf dem Boden einer Silikose mit Knochenmetastasen
C. endogene Psychose aufgrund silkogener Hirnstammveränderungen
D. eine makronoduläre Silikose kombiniert mit einer chronischen Polyartritis
E. silikogene venöse Einflußstauung mit Leberschädigung

5.025 Welche Aussage trifft zu?

Welche der genannten Staublungenerkrankungen begünstigt eindeutig das Auftreten einer Lungentuberkulose?

A. Hartmetallfibrose der Lunge
B. Asbestose
C. Silikose
D. Farmerlunge
E. Aluminose

5.026 Welche Aussage trifft zu?

Die Diagnose eines berufsbedingten allergischen Asthma bronchiale wird gesichert durch

A. den Verschattungsgrad der Lunge im Röntgenbild
B. den inhalativen Provokationstest mit dem angeschuldigten Arbeitsstoff
C. den Nachweis des Immunglobulin E im Radio-Allergo-Sorbens-Test (RAST)
D. den bronchoskopischen Befund
E. das Spirogramm

5.027 Welche Aussage trifft zu?

Welche Funktionsstörungen der Lunge sind typisch bei mittelgradigen und fortgeschrittenen Silikosen ohne Komplikationen?

A. obstruktive Ventilationsstörungen
B. restriktive Ventilationsstörungen
C. Gasstoffwechselstörungen
D. Diffusionsstörungen
E. Durchblutungsstörungen

5.028 Welche Aussage trifft zu?

Nach dem geltenden Unfallversicherungsrecht ist eine Silikose entschädigungspflichtig, wenn

A. mindestens Ober- und Mittelgeschosse beider Lungenflügel silikotische Veränderungen aufweisen und die exspiratorische und inspiratorische Pause um mindestens 30 % eingeschränkt ist
B. bei einem Bergmann, der 15 Jahre untertage arbeitete, röntgenologisch eine leichte Silikose besteht und eine Lungenfunktionseinbuße nachgewiesen werden kann
C. bei mittelschwerer Silikose der Patient über Temperaturerhöhung, Gewichtsverlust und Nachtschweiß klagt und Rundherde im Röntgenbild der Lunge festgestellt werden
D. die Silikose mit hoher Blutkörperchensenkungsgeschwindigkeit, Blutbildveränderungen,

spezifischen Verschiebungen der Eiweißfraktionen in der Elektrophorese und Reduktion des Residualvolumens einhergeht
E. bei leichten silikotischen Veränderungen Einschmelzungsherde im Röntgenbild der Lunge und säurefeste Stäbchen im Magensaft gefunden werden

5.029 Welche Aussage trifft zu?

Erkrankungen an berufsbedingtem Asthma bronchiale haben seit altersher zahlenmäßig die größte Bedeutung bei

A. Buchdruckern
B. Schneidern
C. Schreinern
D. Anstreichern
E. Bäckern

5.030 Welche Aussage trifft zu?

Die "Therapie der Wahl" beim berufsbedingten allergischen Asthma bronchiale ist die

A. spezifische Hyposensibilisierung
B. Infektbekämpfung mittels Breitbandantibiotika
C. Dauertherapie mit Bronchospasmolytika
D. Allergenkarenz durch Berufsaufgabe
E. stationäre Heilbehandlung

5.031 Welche Aussage trifft zu?

Eine Farmerlunge ist

A. eine allergische Alveolitis, der ein Allergietyp III nach GELL und COOMBS zugrunde liegt
B. eine Sonderform des chronisch-unspezifischen-respiratorischen Syndroms (CURS) mit gehäuft nachweisbaren Bronchiektasen
C. eine bronchiale Hyperreagibilität bei Beschäftigten in der Landwirtschaft
D. hämatogene Pneumonie bei septischer Verlaufsform von Streptokokken-Infektionen
E. eine Pilzinfektion der Lunge

5.032 Welche Aussage trifft zu?

Für die Anerkennung eines Pleuramesothelioms als Berufskrankheit

A. ist der röntgenologische Nachweis einer Asbestose unabdingbare Voraussetzung
B. ist der Nachweis einer etwa 10jährigen beruflich bedingten Asbeststaubexposition erforderlich
C. muß am Arbeitsplatz des Versicherten der MAK-

Wert für Asbestfeinstaub regelmäßig überschritten worden sein
D. müssen im Tumor Asbestnadeln histologisch nachzuweisen sein
E. muß im Todesfall immer eine Obduktion erfolgen

5.033 Welche Aussage trifft zu?

In welchen Lungenabschnitten ist die Asbestose bevorzugt lokalisiert?

A. in den Spitzenfeldern
B. über beiden Lungen ubiquitär verteilt
C. beiderseits parahilär
D. in den Unterfeldern
E. in den seitlichen Partien mit Schwielenbildung

5.034 Welche Aussage trifft zu?

Welche Methode ist anzuwenden, wenn man einen Arbeitsplatz in der Asbestindustrie staubhygienisch beurteilen soll?

A. Messung der Gesamtstaubkonzentration in der Abluft
B. Messung der Asbestfeinstaubkonznetration im Atembereich des Arbeitnehmers
C. Analyse des abgelagerten Staubes, z.B. auf Schränken
D. Bestimmung des Asbestfeinstaubanteiles des Arbeitsstoffes
E. Bestimmung der Asbeststaubmenge, die sich auf einer während einer ganzen Arbeitsschicht getragenen Staubmaske abgeschieden hat

5.035 Welche Aussage trifft zu?

Die Asbestose wird radiologisch charakterisiert durch

A. feinstreifige diffuse Netzzeichnung der Lunge im Röntgenbild
B. klein-knotige Lungenstrukturveränderungen im Röntgenbild
C. Schwielenbildung in den Ober- und Mittelfeldern der Lunge
D. verkalkte Hilus-Lymphknoten
E. Pleuraerguß

5.036 Welche Aussage trifft zu?

Im akuten Luftnotanfall einer noch unkomplizierten berufsbedingten obstruktiven Atemwegserkrankung aus allergischer Ursache vom Typ des sog. Bäckerasthmas gilt als Therapie der Wahl

A. die nasale Sauerstoffinsufflation
B. die Inhalation eines Beta-2-Sympathikomimetikums als Aerosol
C. eine hochdosierte Antibiotikagabe
D. eine hochdosierte Kortikosteroidinjektion
E. eine sofortige Intubation und assistierte Beatmung

5.037 Welche Aussage trifft zu?

Die Diagnose einer Pneumokoniose beruht in der Regel auf

A. dem radiologischen Befund
B. dem röntgenologischen Befund und der Berufsanamnese
C. der Lungenfunktion und der Berufsanamnese
D. der allergischen Reaktion gegenüber Stäuben, die eine Pneumokoniose verursachen können
E. der Erhöhung des bronchialen Strömungswiderstandes nach Inhalation silikogener Stäube

5.038 Welche Aussage trifft zu?

Als Reizstoff für die tiefen Atemwege ist anzusehen:

A. Salzsäure
B. Natronlauge
C. Schwefeldioxid
D. Stickoxide
E. Formaldehyd

5.039 Welche Aussage trifft zu?

Die praktisch wichtigste Differentialdiagnose des berufsbedingten allergischen Asthma bronchiale ist

A. die chronische asthmoide Bronchitis
B. das Asthma cardiale
C. die Lungentuberkulose
D. das Lungenemphysem
E. die Bronchiektasie

5.040 Welche Aussage trifft zu?

Ein schleichend beginnendes Krankheitsbild ist durch Atemnot, Schmerzen in einer Brustseite und einem einseitigen Pleuraerguß gekennzeichnet. Der Patient ist viele Jahre als Isolierer auf einer Werft beschäftigt gewesen. Differentialdiagnostisch ist welche Diagnose wahrscheinlich:

A. Pleuritis exudativa
B. tuberkulöse Pleuritis
C. Pleuritis carcinomatosa

D. Mesotheliom der Pleura
E. Pneumonie

5.041 Welche Aussage trifft zu?

Bei fortgeschrittenen Pneumokoniosen kommt gehäuft ein chronisches Cor pulmonale zur Beobachtung. Bei manifester Rechtsherzinsuffizienz sind wichtige therapeutische Maßnahmen notwendig. Welche Behandlung ist kontraindiziert?

A. Behandlung der Lungenerkrankung
B. Digitalisierung
C. Diuretika
D. Behandlung der Polyglobulie
E. Hypnotika

5.042 Welche Aussage trifft zu?

Berufsbedingte inhalative Noxen können verschiedene Wirkungen auf das broncho-pulmonale System ausüben. Der Krankheitswert ist am geringsten für die

A. fibrogene Wirkung
B. Antikörperbildung
C. chemisch-irritative oder toxische Wirkung
D. maligne Entartung
E. Staubspeicherung

5.043 Welche Aussage trifft zu?

Das Pleuramesotheliom tritt im Vergleich zur Allgemeinbevölkerung bei solchen Erwerbstätigen häufiger auf, die

A. Umgang mit Benzol haben
B. an einer exazerbierenden Silikotuberkulose leiden
C. mindestens 15 Jahre gegenüber silikogenem Staub exponiert sind
D. mindestens 10 Jahre gegenüber Asbeststaub exponiert sind
E. an einer Berylliose leiden

5.044 Welche Aussage trifft zu?

Ein Maschinenschlosser ist in einer Baumwollspinnerei regelmäßig mit Reparaturarbeiten in den Krempeleien beschäftigt, wo das Vorgarn hergestellt wird.
Wegen Kurzatmigkeit, Husten, Engegefühl über der Brust und allgemeiner Abgeschlagenheit sucht er seinen Hausarzt auf. Die weitere Anamnese ergibt, daß die genannte Symptomatik zunächst praktisch nur am Wochenanfang, nach Feiertagen und nach dem Urlaub auftrat, in den letzten Wo-

chen während der nachfolgenden Zeit erhalten blieb.
Es handelt sich mit großer Wahrscheinlichkeit um

A. eine Farmer-(Drescher-)Lunge
B. eine Byssinose
C. eine obstruktive Atemwegserkrankung durch allergisierende Arbeitsstoffe
D. eine idiopathische Lungenfibrose
E. eine chronische Emphysembronchitis

5.045 Welche Aussage trifft zu?

Der ursächliche Zusammenhang zwischen Silikose und Bronchialkarzinom ist anzunehmen, wenn

A. der Versicherte erwiesenermaßen Nichtraucher ist
B. das Karzinom histologisch gesichert im Oberlappen lokalisiert ist
C. eine Tuberkulose mit ihrer karzinogenen Wirkung als direkte Folge der Silikose anamnestisch nachweisbar ist
D. bei der Autopsie als Ausgangspunkt des Tumors eine silikotische Schwiele, eine silikotisch verursachte Kaverne oder ein Lungenbezirk mit zahlreichen silikotischen Knötchen festgestellt werden kann
E. andere Ursachen für das Bronchialkarzinom differentialdiagnostisch ausgeschlossen werden können

5.046 Welche Aussage trifft zu?

Ein 17jähriger Bäckerlehrling klagt über seit 3-4 Monaten bestehenden "wässrigen" Schnupfen. Seit einigen Wochen sei häufiges Niesen (5 bis 20 Mal) hinzugekommen. Dies trete ausschließlich während der Backstubentätigkeit und hierbei besonders während des Mehlsiebens auf.
Die Verdachtsdiagnose lautet:

A. chronisch-rezidivierende Sinusitis maxillaris
B. allergisches Bäckerasthma
C. subchronischer katarrhalischer Infekt der oberen Luftwege
D. beginnendes physikalisch irritatives Asthma
E. allergische Rhinitis als Vorstadium eines allergischen Bäckerasthmas

5.047 Welche Aussage trifft zu?

Ein Landwirt hat während der Kriegsgefangenschaft von 1945 bis 1951 im Steinkohlenbergbau unter Tage gearbeitet. Danach ist er in die Landwirtschaft zurückgekehrt.
Im Anschluß an einen Spätsommer mit feuchter Witterung klagt er über chronischen Husten,

Auswurf, Atemnot, Druckgefühl im Brustkorb und
allgemeiner Leistungsabnahme.
Röntgenologisch weist die Lunge feine, unregelmäßige, lineare Schatten der Typen s, t oder u
unterschiedlicher Streuung auf. Die Lungenunter-
und -mittelfelder sind bevorzugt betroffen.
Auf welche der genannten Krankheiten weist diese
Symptomatik mit großer Wahrscheinlichkeit hin?

A. idiopathische Lungenfibrose
B. Byssinose
C. Silikose
D. Siliko-Tuberkulose
E. Farmer-(Drescher-)Lunge

5.048 Welche Aussage trifft nicht zu?

Eine primär restriktive Ventilationsstörung tritt
auf bei

A. Asbestose
B. Byssinose
C. Farmerlunge
D. Hartmetallunge
E. Silikose

5.049 Welche Aussage trifft nicht zu?

Zu den Reizgasen, welche vorwiegend zu Reizerscheinungen an den Augenschleimhäuten und den
Schleimhäuten der oberen Luftwege führen, gehören

A. Ammoniak
B. Chlor
C. Diisocyanate
D. Schwefeldioxid
E. Stickoxide

5.050 Welche Aussage trifft nicht zu?

Bei entsprechender Einwirkung kann eine beruflich
verursachte obstruktive Atemwegserkrankung hervorgerufen werden durch

A. Isocyanate
B. Trichlorethylen
C. Mehlstaub
D. Tierepithelien
E. Holzstaub

5.051 Welche der folgenden Zuordnungen von Ursache
und Wirkung trifft nicht zu?

A. Asbeststaub - Bronchialkarzinom
B. Berylliumstaub - Diffusionsstörung
C. Aluminiumstaub - Spontanpneumothorax
D. Quarzstaub - Silikose
E. Benzol - Pleuramesotheliom

5.052 Welche Aussage trifft nicht zu?

Eine berufliche Gefährdung durch Asbestfeinstaub besteht in der Bundesrepublik bei folgenden Tätigkeiten:

A. Asbestzementproduktion
B. Asbestpappen- und Asbestpapierherstellung
C. Rohasbestgewinnung
D. Bearbeitung asbesthaltiger Materialien
E. Asbesttextilfertigung

5.053 Welche Aussage trifft nicht zu?

Zu den Pneumokoniosen gehören die

A. Silikose
B. Berylliose
C. Asbestose
D. Prämitose
E. Chromatlunge

5.054 Welche Aussage trifft nicht zu?

Folgende Stäube verursachen eine Lungenfibrose (Pneumokoniose):

A. Siliziumdioxid (Quarz, Cristobalit, Tridymit)
B. Asbest (Chrysotil, Krokydolith, Anthophyllit, Amosit)
C. Aluminium
D. Calciumcarbonat (Kalkstaub)
E. Hartmetallstaub

5.055 Welche Aussage trifft nicht zu?

Die Einatmung folgender Stäube kann in Abhängigkeit von Zeit und Konzentration zu einer nodulären oder diffusen Lungenfibrose führen

A. Hartmetallstaub
B. Asbeststaub
C. Aluminiumstaub
D. Bleistaub
E. Staub in Kohlengruben

5.056 Welche Aussage trifft nicht zu?

Bei der Asbestose findet man

A. bei der Durchleuchtung Flächenschatten der Lungenoberlappen
B. röntgenologisch unregelmäßige kleine Fleckschatten in den Unterfeldern der Lungen
C. histologisch eine fibröse Verdickung der Alveolarsepten
D. auskultatorisch vorzugsweise Knisterrasseln
E. lungenfunktionsanalytisch Zeichen einer restriktiven Ventilationsstörung

5.057 Welche Aussage trifft nicht zu?

Als sensibilisierender Arbeitsstoff hat für die Verursachung einer obstruktiven Atemwegserkrankung der inhalierbare Staub folgender Substanzen Bedeutung

A. Getreidemehl
B. Thomasmehl
C. Rizinusbohnen
D. Kapok und Jute
E. exotische Holzarten

5.058 Welche Aussage trifft nicht zu?

Eine Siderose der Lungen ist charakterisiert durch

A. hartnäckigen Reizhusten
B. frühes Auftreten unregelmäßiger, kleiner Schatten im Röntgenbild
C. fehlende Progredienz nach Beendigung der Schadstoffeinwirkung
D. normalen Auskultationsbefund
E. fehlende Disposition zur Tuberkulose

5.059 Welche Aussage trifft nicht zu?

Arbeitshygienische Maßnahmen zur Silikoseprophylaxe sind

A. Verwendung von Korund und Karborundmaterial
B. Betrieb verkleideter Maschinen unter Unterdruck
C. Entstaubung des Arbeitsraumes durch verstärkte Zwangslüftung
D. Förderung und Mischung quarzhaltigen Materials in geschlossenen Systemen
E. getrennte Aufbewahrung von Arbeits- und Straßenkleidung

## AUFGABENTYP C

5.060 Für das Asthma bronchiale genügt der ärztliche Nachweis einer Gesundheitsschädigung aus beruflicher Ursache zur Anerkennung als Berufskrankheit allein noch nicht,

weil

zusätzlich nach der Berufskrankheiten-Liste verlangt wird, daß das Asthma bronchiale den Versicherten zur Unterlassung aller Tätigkeiten gezwungen hat, die für die Entstehung, die Verschlimmerung oder das Wiederaufleben der Krankheit ursächlich waren oder sein können.

5.061 Definitionsgemäß ist eine Pneumokoniose charakterisiert durch eine Fibrosierung des Lungengewebes,

weil

jede Staubdeposition in den Lungenalveolen eine vermehrte Aktivität der alveolären Makrophagen nach sich zieht.

5.062 Definitionsgemäß ist eine Pneumokoniose charakterisiert durch eine Fibrosierung des Lungengewebes,

weil

ein enzymatischer Abbau der Staubpartikel innerhalb intraalveolärer Phagozyten erfolgt.

5.063 Beim berufsbedingten allergischen Asthma bronchiale führt die Einatmung des Allergens innerhalb von Minuten obligat zum Bronchospasmus und oft zur akuten Lungenüberblähung,

weil

es sich beim allergischen Asthma bronchiale um eine Antigen-Antikörperreaktion vom Soforttyp handelt.

5.064 Staubteilchen mit einem aerodynamischen Durchmesser von 5 µm sind für die Entstehung einer Pneumokoniose besonders wichtig,

weil

Partikel mit einem Durchmesser von mehr als 5 µm im Bronchialbaum niedergeschlagen werden.

5.065 Bei Reizgasvergiftungen vom Chlorgastyp kommt es in der Regel zum Lungenödem,

<u>weil</u>

infolge der Lipophilie der Chlorgase die Zellen der alveo-kapillären Membran destruiert werden.

5.066 Bei Reizgasvergiftungen vom Phosgentyp setzt ohne beschwerdefreies Intervall das schwere Krankheitsbild ein,

<u>weil</u>

infolge der Hydrophilie des Phosgens sofort Kolliquationsnekrosen der Bronchialschleimhaut auftreten.

5.067 Die chronische Bronchitis ist nicht als Berufskrankheit in der Liste der Berufskrankheiten aufgeführt,

<u>weil</u>

epidemiologisch gesichert ist, daß die Staubbelastung an bestimmten Arbeitsplätzen nicht zu einer Prävalenzzunahme von Erkrankungen des bronchopulmonalen Systems führt.

5.068 Die Schweißerlunge wird in der Berufskrankheitenverordnung nicht als entschädigungspflichtige Berufskrankheit geführt,

<u>weil</u>

die Ablagerung von Eisenoxid in der Lunge keinen Krankheitswert hat.

5.069 Bei den sog. Speicherkrankheiten der Lunge infolge beruflicher Exposition gegenüber Staub oder Rauch u.a. von Barium (Barytose), Eisen (Siderose), Ruß (Rußlunge), Zinn (Zinnoxidlunge) handelt es sich um anerkannte Berufskrankheiten,

<u>weil</u>

die durch die sog. Speicherkrankheiten der Lunge hervorgerufenen Funktionsausfälle schwerwiegend und progredient sind.

5.070 Durch Inhalation von Stäuben kann es zur Fibrosierung des Lungengewebes kommen,

<u>weil</u>

jede Staubdeposition in den Lungenalveolen eine vermehrte Aktivität der alveolären Makrophagen nach sich zieht.

5.071 Das sogenannte Metalldampffieber hat in der Berufskrankheitenliste keine Berücksichtigung gefunden,

weil

der dabei zu beobachtende Fieberanstieg mit allgemeinem Krankheitsgefühl und Reizungen der Atemwege innerhalb weniger Stunden folgenlos abklingt.

5.072 Quarzteilchen mit einem aerodynamischen Durchmesser von mehr als 7 µm sind für die Entstehung einer Silikose besonders wichtig,

weil

Quarzteilchen mit einem Durchmesser von mehr als 7 µm im Bronchialbaum niedergeschlagen werden.

5.073 Der pathologisch-anatomische Befund einer Asbestose entspricht weitgehend dem einer Silikose,

weil

bei Asbestose und Silikose freies $SiO_2$ die pathogene Noxe ist.

5.074 Die chronische Bronchitis ist in der Regel eine arbeitsbedingte Erkrankung,

weil

die chronische Bronchitis vor allem durch Staubeinwirkung am Arbeitsplatz verursacht wird.

5.075 In der Diagnostik einer durch vermutlich allergisierende Substanzen verursachten obstruktiven Atemwegserkrankung stehen der arbeitsplatzbezogene inhalative Provokationstest und die Hauttestung gleichberechtigt nebeneinander,

weil

eine positiv ausfallende Hauttestung stets auf eine gleichsinnige Hyperreagibilität der tiefen Atemwege schließen läßt.

AUFGABENTYP D

5.076 Welche Aussage trifft zu?

Zur ärztlichen Beurteilung der Gesundheitsgefahren von Stäuben in der Atemluft am Arbeitsplatz dienen Angaben über die

1. Staubkonzentration
2. Korngrößenverteilung
3. Partikelform
4. stoffliche Zusammensetzung
5. Expositionsdauer

A. nur 1 und 2 sind richtig
B. nur 1 und 3 sind richtig
C. nur 4 und 5 sind richtig
D. nur 1, 4 und 5 sind richtig
E. 1 - 5 = alle sind richtig

5.077 Welche Aussage trifft zu?

Zur ärztlichen Beurteilung der Gesundheitsgefahren durch Einatmen von Staub dienen Angaben über

1. Korngröße und Kornform
2. chemische Zusammensetzung
3. MAK-Werte
4. Feinstaubanteil
5. Expositionsdauer

A. nur 2 und 3 sind richtig
B. nur 3 und 4 sind richtig
C. nur 1, 2 und 5 sind richtig
D. nur 2, 3, 4 und 5 sind richtig
E. 1 - 5 = alle sind richtig

5.078 Welche Aussage trifft zu?

Zum Beschwerdebild der Asbestose gehören

1. quälender Reizhusten
2. maulvolles Sputum
3. Belastungsluftnot
4. zäher Auswurf
5. Heiserkeit

A. nur 1 und 2 sind richtig
B. nur 1, 2 und 3 sind richtig
C. nur 3, 4 und 5 sind richtig
D. nur 1, 3 und 4 sind richtig
E. nur 2 und 5 sind richtig

5.079 Welche Aussage trifft zu?

Zur ärztlichen Beurteilung der Gesundheitsgefahren durch Einatmen von Staub am Arbeitsplatz dienen Angaben über die

1. Staubkonzentration
2. Korngrößenverteilung
3. stoffliche Zusammensetzung
4. Expositionsdauer

A. nur 1 und 2 sind richtig
B. nur 1 und 3 sind richtig
C. nur 2 und 4 sind richtig
D. nur 1, 3 und 4 sind richtig
E. 1 - 4 = alle sind richtig

5.080 Welche Aussage trifft zu?

Als Gesundheitsgefahren durch berufliche Asbeststaubexposition sind heute bekannt

1. Bronchialkarzinom
2. verkalkte Pleuraplaques
3. Lungentuberkulose
4. Lungenfibrose
5. Pleuramesotheliom

A. nur 1 und 4 sind richtig
B. nur 3 und 4 sind richtig
C. nur 4 und 5 sind richtig
D. nur 1, 2 und 3 sind richtig
E. nur 1, 2, 4 und 5 sind richtig

5.081 Welche Aussage trifft zu?

Einzelne oder mehrere Rundherde der Lunge können im Röntgenbild beobachtet werden bei

1. Tuberkulom
2. Lungenmetastasen
3. Bronchialkarzinomen
4. silikotische Schwielen

A. nur 2 ist richtig
B. nur 1 und 4 sind richtig
C. nur 2 und 3 sind richtig
D. nur 1, 2 und 4 sind richtig
E. 1 - 4 = alle sind richtig

5.082 Welche Aussage trifft zu?

Bei den beruflich verursachten Erkrankungen des Atemorgans gelten

1. die Silikose als Prototyp einer knötchenförmigen Lungenfibrose
2. die Asbestose als Prototyp einer diffusen Lungenfibrose
3. das sog. Bäckerasthma als Prototyp einer allergisch verursachten obstruktiven Atemwegserkrankung
4. das sog. Isocyanatasthma als Prototyp einer chemisch-toxisch verursachten obstruktiven

Atemwegserkrankung
5. das Pleuramesotheliom als Prototyp eines durch
   sog. krebserzeugende Arbeitsstoffe verursachten bösartigen Tumors

A. nur 1 und 2 sind richtig
B. nur 1, 2 und 3 sind richtig
C. nur 1, 2, 3 und 4 sind richtig
D. alle Antworten sind richtig
E. keine Antwort ist richtig

5.083 Welche Aussage trifft zu?

Welcher der nachfolgend genannten Stoffe hat bei Inhalation in Form von Staub auch kanzerogene Eigenschaften?

1. Chromatstaub
2. Asbeststaub
3. Kalkstaub
4. Kieselgur

A. nur 1 ist richtig
B. nur 2 ist richtig
C. nur 1 und 2 sind richtig
D. nur 1, 2 und 4 sind richtig
E. 1 - 4 = alle sind richtig

5.084 Welche Aussage trifft zu?

Zu den Ursachen des primär chemisch-toxisch bedingten Berufsasthmas gehören

1. Isocyanate
2. Staub exotischer Hölzer
3. Phthalsäureanhydrid
4. Penicillin

A. nur 4 ist richtig
B. nur 1 und 3 sind richtig
C. nur 1 und 4 sind richtig
D. nur 2, 3 und 4 sind richtig
E. 1 - 4 = alle sind richtig

5.085 Welche Aussage trifft zu?

Überdurchschnittliche Häufung von Bronchialkarzinom findet sich bei

1. Silikosen
2. Asbestosen
3. Rauchern
4. Uran-Arbeitern
5. Zement-Arbeitern

A. nur 1 und 3 sind richtig
B. nur 1, 2 und 3 sind richtig
C. nur 2, 3 und 4 sind richtig
D. nur 2, 3, 4 und 5 sind richtig

E. 1 - 5 = alle sind richtig

5.086 Welche Aussage trifft zu?

Zu den Ursachen des primär chemisch-toxisch bedingten Berufsasthmas gehören

1. Bienengift
2. Penicillin
3. Mehl
4. Formaldehyd
5. Isocyanate

A. nur 3 ist richtig
B. nur 1 und 4 sind richtig
C. nur 4 und 5 sind richtig
D. nur 1, 2 und 3 sind richtig
E. 1 - 5 = alle sind richtig

5.087 Welche Aussage trifft zu?

Die Diagnose einer Pneumokoniose beruht in der Regel auf

1. dem röntgenologischen Befund
2. der Berufsanamnese
3. der Lungenfunktionsprüfung
4. der allergischen Reaktion gegenüber Stäuben, die eine Pneumokoniose verursachen können
5. der Erhöhung des bronchialen Strömungswiderstandes nach Inhalation silikogener Stäube

A. nur 1 und 2 sind richtig
B. nur 2 und 3 sind richtig
C. nur 3, 4 und 5 sind richtig
D. nur 1, 3, 4 und 5 sind richtig
E. nur 2, 3, 4 und 5 sind richtig

5.088 Welche Aussage trifft zu?

Welche subjektiven Beschwerden stehen bei fortschreitenden Pneumokoniosen im Vordergrund?

1. Husten
2. Sinusitis
3. Auswurf
4. Rhinitis
5. Hämoptoe
6. Dyspnoe

A. nur 1, 2 und 5 sind richtig
B. nur 1, 3 und 6 sind richtig
C. nur 2, 3 und 5 sind richtig
D. nur 2, 4 und 6 sind richtig
E. 1 - 6 = alle sind richtig

5.089 Welche Aussage trifft zu?

Welche der folgenden Behandlungen sind bei manifester Rechtsherzinsuffizienz infolge fortgeschrittener Pneumokoniose indiziert?

1. die Gabe von Cumarinderivaten
2. Digitalisierung
3. Hypnotikagabe
4. Bronchospasmolyse und Sekretolyse
5. medikamentöse Diurese

A. nur 4 ist richtig
B. nur 1 und 2 sind richtig
C. nur 2 und 5 sind richtig
D. nur 2, 3 und 4 sind richtig
E. nur 2, 4 und 5 sind richtig

5.090 Welche Aussage trifft zu?

Bei der Asbestose findet man

1. röntgenologisch eine diffuse Fibrose der Mittel- und Unterfelder der Lunge
2. Bronchialepithelmetaplasien
3. eine Tuberkulidbildung
4. lungenfunktionsanalytisch Zeichen der obstruktiven Ventilationsstörung
5. auskultatorisch vorzugsweise Knisterrasseln

A. nur 1 ist richtig
B. nur 2 und 4 sind richtig
C. nur 1, 2 und 5 sind richtig
D. nur 2, 3 und 5 sind richtig
E. nur 1, 2, 3 und 4 sind richtig

5.091 Welche Aussage trifft zu?

Als Wirkungen der zahlreichen, an Arbeitsplätzen vorkommenden Stäube auf das menschliche Atemorgan sind heute bekannt

1. Lungenfibrosen
2. Erkrankungen an allergischem Asthma bronchiale
3. toxische Schädigungen von Bronchien und Lunge
4. maligne Entartungen
5. Staubspeicherung

A. nur 1 und 3 sind richtig
B. nur 4 und 5 sind richtig
C. nur 1, 2 und 4 sind richtig
D. nur 1, 3 und 5 sind richtig
E. 1 - 5 = alle sind richtig

5.092 Welche Aussage trifft zu?

Zu den wichtigsten Prodromalerscheinungen einer obstruktiven Atemwegserkrankung infolge allergisierender Arbeitsstoffe sind zu zählen

1. Konjunktivitis
2. Rhinitis
3. Niessalven
4. Fließschnupfen
5. Dermatitis
6. Dyspnoe

A. nur 3 und 6 sind richtig
B. nur 1, 3 und 5 sind richtig
C. nur 2, 5 und 6 sind richtig
D. nur 1, 2, 3 und 4 sind richtig
E. nur 1, 2, 3, 4 und 6 sind richtig

5.093 Welche Aussage trifft zu?

Eine berufliche Gefährdung durch Asbestfeinstaub kann in der Bundesrepublik in der Regel bei folgenden Tätigkeiten angenommen werden

1. Herstellung und Verarbeitung von Asbesttextilien
2. Herstellung und Bearbeitung von Asbestzementprodukten
3. Herstellung und Bearbeitung asbesthaltiger Brems- und Kupplungsbeläge
4. Herstellung von Asbestpappen und Asbestpapieren
5. Verarbeitung von Asbest als Füllstoff für Farben, Kunststoffe, Isoliermittel

A. nur 1 und 2 sind richtig
B. nur 4 und 5 sind richtig
C. nur 1, 2 und 3 sind richtig
D. nur 1, 3 und 5 sind richtig
E. 1 - 5 = alle sind richtig

5.094 Welche Aussage trifft zu?

Die Siderose wird durch Stäube oder Rauche von Eisenoxid verursacht.
Die Eisenoxide werden zellulär oder interzellulär in den Alveolarsepten sowie in der Umgebung kleiner Atemwege und Gefäße der Lunge abgelagert. Bei einer pulmokardialen Funktionsanalyse sind welche der genannten Ergebnisse zu erwarten?

1. primäre Restriktion
2. sekundäre Obstruktion
3. Cor pulmonale
4. $O_2$-Diffusionsstörung
5. ventilatorische Verteilungsstörungen
6. Lungenemphysem

A. keine Aussage ist richtig
B. nur 4 ist richtig
C. nur 1, 2 und 4 sind richtig
D. nur 2, 3 und 6 sind richtig

E. 1 - 6 = alle sind richtig

5.095 Welche Aussage trifft zu?

Voraussetzung zur Entschädigung eines berufsbedingten allergischen Asthma bronchiale als Berufskrankheit ist, daß

1. der Intrakutantest mit dem angeschuldigten Antigen positiv ist
2. der Kausalzusammenhang mit einem Arbeitsstoff wahrscheinlich ist
3. die Erkrankung seit Beginn der Berufsaufnahme besteht
4. die Erkrankung zur Aufgabe der beruflichen Beschäftigung oder jeder Erwerbsarbeit gezwungen hat

A. nur 1 und 4 sind richtig
B. nur 2 und 3 sind richtig
C. nur 2 und 4 sind richtig
D. nur 1, 3 und 4 sind richtig
E. 1 - 4 = alle sind richtig

5.096 Welche Aussage trifft zu?

Die Diagnose einer durch toxisch wirkende Stoffe verursachten obstruktiven Atemwegserkrankung als Berufskrankheit wird in der Regel gesichert durch

1. den arbeitsplatzbezogenen Inhalationstest
2. eine sorgfälige Anamneseerhebung
3. Hauttestungen
4. Konzentrationsmessungen der inhalativen Noxe am Arbeitsplatz
5. lungenfunktionsanalytische Daten

A. nur 1 und 3 sind richtig
B. nur 1, 2 und 4 sind richtig
C. nur 2, 4 und 5 sind richtig
D. nur 1, 2, 3 und 4 sind richtig
E. 1 - 5 = alle sind richtig

5.097 Welche Aussage trifft zu?

Zur Diagnose einer Silikose sind welche der nachfolgend genannten Verfahren zweckmäßig?

1. Bestimmung des $SiO_2$-Gehaltes im Serum
2. Mikroskopische Untersuchung des Sputums auf doppeltbrechende Silikate
3. Berufsanamnese
4. $SiO_2$-Clearance
5. Röntgenaufnahme der Lunge

A. nur 3 und 4 sind richtig
B. nur 3 und 5 sind richtig

C. nur 1, 3 und 5 sind richtig
D. nur 1, 2, 3 und 5 sind richtig
E. 1 - 5 = alle sind richtig

5.098 Welche Aussage trifft zu?

Als wichtige Ursachenfaktoren chronisch unspezifischer Atemwegserkrankungen gelten

1. Wechselschichtarbeit
2. rezidivierende Infekte der Atemwege
3. Zigarettenrauchen
4. Staubeinwirkung am Arbeitsplatz
5. Arbeit unter Zeitdruck

A. nur 1 und 5 sind richtig
B. nur 2 und 3 sind richtig
C. nur 4 und 5 sind richtig
D. nur 1, 3 und 5 sind richtig
E. nur 2, 3 und 4 sind richtig

5.099 Welche Aussage trifft zu?

Als berufliche Ursache einer chemisch-irritativen Atemwegserkrankung kommen in Betracht

1. Isozyanate
2. Vanadiumpentoxid
3. Formaldehyd
4. Acrolein

A. nur 2 ist richtig
B. nur 1 und 2 sind richtig
C. nur 2 und 3 sind richtig
D. nur 3 und 4 sind richtig
E. 1 - 4 = alle sind richtig

# 6. BERUFSBEDINGTE HAUTKRANKHEITEN

## AUFGABENTYP A

6.001 Welche Aussage trifft zu?

Berufsdermatosen haben in den letzten Jahren stark zugenommen. Welches ist die Erscheinungsform, die am häufigsten beobachtet wird?

A. akute toxische Dermatitiden
B. Lichtdermatosen - Strahlenschäden
C. chronische rezidivierende degenerative Ekzeme
D. akute allergische Dermatitiden
E. Ölakne

6.002 Welche Aussage trifft zu?

Durch welche chemische Substanz kann Chlorakne hervorgerufen werden?

A. Hypochlorit
B. Tetrachlordibenzodioxin
C. Chlor
D. Chloramphenicol
E. durch keine der genannten Substanzen

6.003 Welche Aussage trifft zu?

Eine wiederholt rückfällige Hauterkrankung im Sinne der Berufskrankheitenverordnung liegt vor, wenn

A. das Intervall zwischen zwei Rezidiven weniger als zwei Monate beträgt
B. nach einer durch die Hauterkrankung bedingten Arbeitsunfähigkeit ein Arbeitsversuch "mißglückt"
C. die Erkrankung auch nach ausreichend langer und sachgemäßer Behandlung nicht abklingt
D. die Erkrankung auch bei außerberuflicher Tätigkeit rezidiviert
E. nach Ausheilung mindestens zwei Rezidive aufgetreten sind

6.004 Welche Aussage trifft zu?

In der Formulierung der Berufskrankheit Nr. 5102 (Kurzbezeichnung:"Hautkrebs") werden verschiedene Substanzen als kanzerogene Agentien genannt. Welcher der folgenden Stoffe ist an dieser Stelle nicht aufgeführt?

A. Asbestfeinstaub
B. Pech

C. Ruß
D. Rohparaffin
E. Teer

6.005 Welche Aussage trifft zu?

Das degenerative Ekzem der Maurer setzt im allgemeinen voraus

A. eine Sensibilisierung gegen Berufsstoffe
B. einen Abrieb und eine Schädigung der Epidermis in erster Linie durch korpuskuläre alkalische Berufsstoffe
C. das Einwirken von nickelhaltigem Zement
D. eine gesteigerte Schweißneigung
E. eine erhöhte Alkaliresistenz

6.006 Welche Aussage trifft zu?

Welche Metallionen gelten als besonders potente Allergene für die Entstehung von berufsbedingten Hauterkrankungen?
Ionen von

A. Gold
B. Silber
C. Chromat (VI)
D. Eisen
E. Vanadium

6.007 Welche Aussage trifft zu?

Eine schwere Hauterkrankung im Sinne der Berufskrankheitenverordnung liegt vor, wenn

A. die Krankheit auch nach ausreichend langer und sachgemäßer Behandlung nicht abklingt
B. die Krankheit mindestens zweimal rezidivierte
C. der auslösende Arbeitsstoff erfahrungsgemäß häufig Dermatosen hervorruft
D. eine Superinfektion eingetreten ist
E. die betroffenen Hautareale in ihrer Gesamtheit eine bestimmte Mindestgröße überschritten haben

6.008 Welche Aussage trifft zu?

Beim langjährigen, beruflichen Umgang mit Schleifemulsionen muß mit dem Auftreten fogender Erkrankung gerechnet werden:

A. Ekzem
B. Bronchialkrebs
C. Akne
D. Gastritis
E. chronische Bronchitis

6.009 Welche Aussage trifft zu?

Bei den berufsbedingten bösartigen Neubildungen der Haut handelt es sich im allgemeinen um

A. Melanoblastome
B. Cancer en cuirasse
C. Hämangioendotheliome
D. Retikulosarkome
E. Spinaliome

6.010 Welche Aussage trifft nicht zu?

Hautkrebs oder zu Krebsbildung neigende Hautveränderungen können verursacht sein durch

A. organische Peroxide
B. Ruß
C. Teer
D. Pech
E. Rohparaffin

AUFGABENTYP C

6.011 Bei erhöhter Schweißneigung sollte ärztlicherseits vom Friseurberuf abgeraten werden,

weil

es durch Kontakt mit Thioglykolsäureestern zu pathologisch gesteigertem Handschweiß und nachfolgender Sensibilisierung kommen kann

A U F G A B E N T Y P  D

6.012 Welche Aussage trifft zu?

Meistens treten Kontaktekzeme nur bei einer begrenzten Zahl von exponierten Personen auf. Dabei sind folgende Faktoren bedeutsam:

1. Sensibilisierungsfähigkeit der Substanz
2. Konzentration der Substanz in Bezug zur Größe der exponierten Hautfläche
3. Häufigkeit und Dauer des Kontaktes
4. Permeabilität und Zustand der dem Allergen ausgesetzten Haut

A. nur 1 ist richtig
B. nur 2 ist richtig
C. nur 3 ist richtig
D. nur 1 und 4 sind richtig
E. 1 - 4 = alle sind richtig

6.013 Welche Aussage trifft zu?

Eine gewerbliche Akne kann verursacht werden durch

1. Zement
2. Teer
3. perchlorierte Kohlenwasserstoffe
4. Asbeststaub
5. Öl

A. nur 3 ist richtig
B. nur 1 und 2 sind richtig
C. nur 2 und 3 sind richtig
D. nur 2, 3 und 5 sind richtig
E. 1 - 5 = alle sind richtig

6.014 Welche Aussage trifft zu?

Als hautpathogene Arbeitsstoffe kommen in Betracht

1. Beryllium
2. Chlorphenole
3. Glaswolle
4. Terpentin
5. Zement

A. nur 2 ist richtig
B. nur 5 ist richtig
C. nur 2 und 5 sind richtig
D. nur 2, 4 und 5 sind richtig
E. 1 - 5 = alle sind richtig

6.015 Welche Aussage trifft zu?

Hautkrebs oder zu Krebsbildung neigende Hautveränderungen können verursacht sein durch

1. organische Peroxide
2. Ruß
3. Teer
4. Pech
5. Rohparaffin

A. nur 1, 2 und 4 sind richtig
B. nur 1, 3 und 5 sind richtig
C. nur 2, 3 und 4 sind richtig
D. nur 2, 3, 4 und 5 sind richtig
E. 1 - 5 = alle sind richtig

6.016 Welche Aussage trifft zu?

Chlorakne kann hervorgerufen werden durch

1. Hypochlorit
2. Tetrachlordibenzodioxin
3. Chlor
4. Chloramphenicol
5. Perchlornaphthalin

A. nur 1 und 3 sind richtig
B. nur 2 und 5 sind richtig
C. nur 3 und 4 sind richtig
D. nur 1, 2 und 3 sind richtig
E. 1 - 5 = alle sind richtig

6.017 Welche Aussage trifft zu?

Folgende Krankheitsbilder gehören zu den berufsbedingten Hauterkrankungen:

1. toxische Kontaktdermatitis
2. toxisch-degeneratives Kontaktekzem
3. allergisches Kontaktekzem
4. Ölakne
5. Chlorakne

A. nur 3 ist richtig
B. nur 1, 2 und 3 sind richtig
C. nur 3, 4 und 5 sind richtig
D. nur 2, 3, 4 und 5 sind richtig
E. 1 - 5 = alle sind richtig

6.018 Welche Aussage trifft zu?

Welche der folgenden Substanzen können bei andauernder Exposition Hautkrebs oder zur Krebsbildung neigende Hautveränderungen verursachen?

1. Mineralöle
2. Thomasphosphat
3. Thallium
4. Anthrazenöl
5. Rohparaffin

A. nur 1 ist richtig

B. nur 1 und 2 sind richtig
C. nur 1, 3 und 4 sind richtig
D. nur 1, 4 und 5 sind richtig
E. 1 - 5 = alle sind richtig

6.019 Welche(r) Arbeitsstoff(e) ist(sind) bei prädisponierten Personen und unzureichender Hautpflege geeignet, eine Akne hervorzurufen?

1. Inertstaub
2. Teer
3. 2,3,5-Trichlorphenol

A. nur 2 ist richtig
B. nur 3 ist richtig
C. nur 1 und 3 sind richtig
D. nur 2 und 3 sind richtig
E. 1 - 3 = alle sind richtig

# 7. ARBEITSUNFÄLLE

## AUFGABENTYP A

7.001 Welche Aussage trifft zu?

Die Meldung eines Arbeitsunfalles hat zu erfolgen, sobald

A. der Arzt Kenntnis vom Unfallgeschehen erhält
B. der Patient nach dem Unfall einen Tag lang nicht arbeiten kann
C. der Patient mindestens 3 Tage arbeitsunfähig ist
D. der Arzt im Unfallhergang eine Wiederholungsmöglichkeit erkennt
E. technische Mängel am Arbeitsgerät die Ursache des Unfalls waren

7.002 Welche Aussage trifft zu?

Arbeitsunfälle sind dem zuständigen Unfallversicherer erst dann zu melden, wenn

A. die hierdurch bedingte Arbeitsunfähigkeit voraussichtlich länger als 3 Tage dauert
B. die hierdurch bedingte Arbeitsunfähigkeit mindestens 5 Tage dauert
C. die Gefahr einer Berufskrankheit droht
D. eine Berufskrankheit nicht zu erwarten ist
E. zuvor an dem betroffenen Arbeitsplatz mindestens 2 ähnliche Unfälle aufgetreten sind

7.003 Welche Aussage trifft zu?

Ein Bauarbeiter erleidet bei seiner Arbeit eine kleine Platzwunde am Daumen. Nach Versorgung durch den Arzt für Allgemeinmedizin will er sofort seine Arbeit wiederaufnehmen. Dies ist möglich

A. ohne weiteres
B. nur nach vorheriger Untersuchung bei einem H-Arzt
C. nur nach vorheriger Untersuchung bei einem D-Arzt
D. nur nach Meldung des Unfalls durch den Allgemeinarzt an die Berufsgenossenschaft
E. auf eigene Verantwortung unter Verlust des Versicherungsschutzes

7.004 Welche Aussage trifft zu?

Was bedeutet der Begriff Rettungskette in der Ersten Hilfe?

A. Eine Halskette mit Anhänger von lebenswichtigen Angaben
B. Eine Darstellung der Hilfeleistung in ihrer Reihenfolge
C. Ein technisches Hilfsmittel zur Bergung defekter Fahrzeuge
D. Ein Hilfsmittel, Verletzte zu bergen ( Silo, Kessel, Dach)
E. Ein neues Hilfsmittel, einen Oberschenkelbruch ruhigzustellen

7.005 Welche Aussage trifft zu?

Die akute Conjunctivitis photo-electrica stellt bei welcher Tätigkeit eine Gefährdung dar?

A. Autogenschweißen
B. Glasherstellung
C. Röntgenuntersuchung
D. Elektroschweißen
E. Hochofenabstich

7.006 Welche Aussage trifft zu?

Mehr als die Hälfte aller tödlichen Arbeits- und Wegeunfälle ist zurückzuführen auf

A. Alkoholismus
B. toxische Arbeitsstoffe
C. technische Mängel
D. Straßenverkehrsunfälle
E. Abstürze, Ausgleiten und Abrutschen

7.007 Welche Aussage trifft zu?

Im Rahmen der durch Gesetz bestimmten ärztlichen Mitwirkung am berufsgenossenschaftlichen Rehabilitationsverfahren Unfallverletzter entscheidet der Durchgangsarzt (D-Arzt) über

A. die Notwendigkeit besonderer Heilmaßnahmen
B. die Notwendigkeit einer Erstversorgung durch den Betriebsarzt
C. die Notwendigkeit zur Verbesserung technischer Arbeitsschutzmaßnahmen
D. die Höhe der nach Abschluß der Heilbehandlung verbleibenden Minderung der Erwerbsfähigkeit
E. die Art einer innerbetrieblichen Umschulung

7.008 Welche Aussage trifft zu?

Durch Arbeitsunfälle werden bei Arbeitnehmern der gewerblichen Wirtschaft vor allem betroffen

A. Kopf
B. Brustkorb
C. Bauch
D. Hände
E. Füße

7.009 Welche Aussage trifft zu?

Ein 40jähriger LKW-Fahrer zeigt eine frische, z.T. offene, stark verschmutzte, ca. 8 cm lange Quetschwunde im Bereich der dorsalen 2. - 5. Finger rechts. Anamnestisch ergibt sich, daß die Hand beim Ladevorgang vor ca. 1/2 Stunde von herabrutschendem Baumaterial (Eisenschienen) getroffen wurde.
Dadurch ist gegeben der Tatbestand

A. einer Berufsunfähigkeit i.S. der gesetzlichen Rentenversicherung (GRV)
B. einer Erwerbsunfähigkeit i.S. der GRV
C. eines Arbeitsunfalles i.S. der gesetzlichen Unfallversicherung (GUV)
D. eines Wegeunfalles i.S. der GUV
E. einer Minderung der Erwerbsfähigkeit i.S. der GUV

7.010 Welche Aussage trifft zu?

Woran erkennt man u.a., daß ein Verletzter einen Schock hat?

A. Verletzter ist blaß, Haut kalt
B. Atmung sehr schnell
C. Verletzter spricht viel
D. Gesicht ist warm und rot
E. Puls kräftig, gut tastbar

7.011 Welche Aussage trifft zu?

Welche Maßnahme ist zuerst zu ergreifen, wenn ein bei einem Arbeitsunfall Verletzter bewußtlos ist?

A. sofort Werksarzt verständigen
B. Anschrift des Verletzten feststellen
C. Verletztem geeignetes Getränk einflößen
D. nach Atmungskontrolle evtl. Seitenlagerung
E. Abtransport ins nächste Krankenhaus

7.012 Welche Aussage trifft zu?

Die Bestellung zum Durchgangsarzt (D-Arzt) wird vorgenommen von

A. dem zuständigen Landesgewerbearzt im Auftrage der Aufsichtsbehörde
B. dem zuständigen Landesverband der gewerblichen Berufsgenossenschaften im Auftrage der betei-

ligten Versicherungsträger
C. der zuständigen Kassenärztlichen Vereinigung im Auftrage der beteiligten Berufsgenossenschaften unmittelbar
D. dem Facharztausschuß der zuständigen Ärztekammer
E. dem zuständigen Landesministerium (Sozial- oder Innenministerium)

7.013 Welche Aussage trifft zu?

Bei einem Fußballspiel zweier Gymnasialklassen im Rahmen des Sportunterrichts fängt ein 46-jähriger Studienrat als Torwart einen aus 15 m Entfernung abgeschossenen Ball mit dem Brustkorb ab. Wenige Sekunden später bricht er zusammen und verstirbt unmittelbar danach. Bei der Obduktion findet sich im Anfangsteil des Ramus interventricularis anterior der A. coronaria sinistra ein frischer, okklusiver Thrombus.
Im vertraulichen Teil des Leichenschauscheins bzw. der Todesbescheinigung ist aufgrund dieses Sektionsbefundes einzutragen

A. Arbeitsunfall
B. Sport- oder Spielunfall
C. Schulunfall
D. Dienstunfall
E. Keine der Aussagen A. - D. trifft zu

7.014 Welche Aussage trifft zu?

Zur Therapie einer schweren akuten Trichloräthylentoxikation ist die Gabe welches Medikamentes kontraindiziert?

A. Etilefrin (Effortil$^R$) i.V.
B. Adrenalin (Suprarenin$^R$) i.V.
C. Disulfiram (Antabus$^R$) p.o.
D. Pindolol (Visken$^R$) p.o.
E. Furosemid (Lasix$^R$) i.V.

7.015 Welche Aussage trifft nicht zu?

Atemstörungen manifestieren sich je nach Ursache an unterschiedlichen Stellen

A. Schlafmittelvergiftung - Störung der Atemregulation
B. HCN-Vergiftung - Lähmung der Atemmuskulatur
C. CO-Vergiftung - Störung des Gastransports
D. Pneumothorax - Verkleinerung des Alveolarraums
E. Lungenemphysem - Verteilungsstörung der Alveolarluft

7.016 Welche Aussage trifft nicht zu?
Bei einem Kreislaufstillstand nach Absturz von einem Gerüst kommen folgende Symptome vor:
A. Atemstillstand
B. enge, reagierende Pupille
C. Blässe, Cyanose
D. fehlender Puls
E. Bewußtlosigkeit

7.017 Die Meldung eines Arbeitsunfalls an die zuständige Berufsgenossenschaft ist nicht erforderlich, wenn
A. die Verletzung nur leicht ist und die Arbeitsunfähigkeit voraussichtlich nicht mehr als 3 Tage betragen wird
B. die Diagnose feststeht und die Erstbehandlung erfolgreich war
C. der Durchgangsarzt mehr als 30 km vom Unfallort entfernt wohnt
D. die voraussichtlichen Behandlungskosten unter DM 200,-- liegen
E. keine bleibende Funktionsbeeinträchtigung zu erwarten ist

7.018 Welche Aussage trifft nicht zu?
Nach den Statistiken des Bundesministers für Arbeit und sozialordnung erleiden ältere Arbeitnehmer deutlich seltener einen Arbeitsunfall als jüngere.
Als Ursachen hierfür kommen in Betracht:
A. ältere Arbeitnehmer werden häufig mit weniger unfallträchtigen Arbeitsaufgaben betraut
B. ältere Arbeitnehmer verfügen aufgrund einer längeren allgemeinen Lebenserfahrung über ein größeres Repertoire an zweckmäßigen Verhaltensmustern
C. ältere Arbeitnehmer erkennen aufgrund ihrer längeren Berufserfahrung leichter gefahrenträchtige Situationen
D. ältere Arbeitnehmer verfügen meist über eine größere Handgeschicklichkeit
E. jüngere Arbeitnehmer sind risikofreudiger

## AUFGABENTYP B

Welche Lagerung (Liste 2) erfordert welcher Notfallpatient (Liste 1)?

| Liste 1 | Liste 2 |
|---|---|
| 7.019 Kiefer-Gesichtsverletzung | A. stabile Seitenlagerung |
| 7.020 Wirbel- oder Beckenbruch | B. Flachlagerung |
| 7.021 Rippenserienfraktur | C. Kopftieflage (ca. 15 Grad) |
| | D. Lagerung mit erhöhtem Oberkörper |
| | E. Bauchlage |

Welche Lagerung (Liste 2) erfordert welcher Notfallpatient (Liste 1)?

| Liste 1 | Liste 2 |
|---|---|
| 7.022 Schock | A. stabile Seitenlagerung |
| 7.023 Bewußtlosigkeit | B. Flachlagerung |
| | C. Kopftieflage (ca. 15 Grad) |
| 7.024 Atemnot | D. Lagerung mit erhöhtem Oberkörper |
| | E. Bauchlage |

## A U F G A B E N T Y P   C

7.025 Arbeitsunfälle und Wegeunfälle, die zum Tode des Betroffenen oder zu einer Arbeitsunfähigkeit von mehr als 3 Tagen führen, müssen dem Gesundheitsamt gemeldet werden,

weil

die Gesundheitsämter Träger der gesetzlichen Unfallversicherung sind.

7.026 Nach der Reichsversicherungsordnung (RVO) sind Angehörige eines bei einem Arbeitsunfall ums Leben gekommenen Mannes stets verpflichtet, in eine Obduktion einzuwilligen,

weil

die Berufsgenossenschaften auf der Grundlage der Reichsversicherungsordnung (RVO) zur Klärung der Frage des Kausalzusammenhanges zwischen Tod und Arbeitsunfall eines Versicherten eine Obduktion verlangen können.

7.027 Beruflich verursachte Blausäurevergiftungen werden nicht als Berufskrankheit entschädigt,

weil

Reizgasvergiftungen in der Regel akut während einer Arbeitsschicht auftreten und damit als Arbeitsunfälle aufzufassen sind.

7.028 In der Notfallbehandlung der akuten Trichloräthylen-Vergiftung ist die Verabreichung von Katecholaminen indiziert,

weil

Katecholamine das Auftreten von Herzrhythmusstörungen verhindern.

7.029 Wegeunfälle zwischen Wohnung und Arbeitsplatz sind nicht entschädigungspflichtig,

weil

die Wegezeiten zwischen Wohnung und Arbeitsplatz nicht zur Arbeitszeit zählen.

# AUFGABENTYP D

7.030 Welche Aussage trifft zu?

Versicherungsunfälle in der gesetzlichen Unfallversicherung sind

1. ein auf dem direkten Heimweg von der Arbeitsstätte eingetretener Straßenverkehrsunfall
2. ein durch Fahrlässigkeit am Arbeitsplatz verursachter Unfall
3. ein Unfall, der bei Instandhaltung eines Arbeitsgerätes eintritt
4. eine Berufskrankheit

A. nur 1 und 3 sind richtig
B. nur 1 und 4 sind richtig
C. nur 2 und 3 sind richtig
D. nur 3 und 4 sind richtig
E. 1 - 4 = alle sind richtig

7.031 Welche Aussage trifft zu?

In eine Mineralwasserflasche wurde ohne weitere Kennzeichnung Natronlauge eingefüllt, von der dann versehentlich ein Arbeiter an einem sogenannten Hitzearbeitsplatz trank.
Als wichtigste Erste-Hilfe-Maßnahmen sind anzusehen

1. reichliches Trinken von Wasser
2. Erbrechen
3. Magenspülung
4. Schockbekämpfung
5. Neutralisation
6. Schmerzbekämpfung

A. nur 4 und 5 sind richtig
B. nur 1, 4, 5 und 6 sind richtig
C. nur 2, 3, 5 und 6 sind richtig
D. nur 1, 2, 3, 4 und 6 sind richtig
E. 1 - 6 = alle sind richtig

7.032 Welche Aussage trifft zu?

Im Rahmen der gesetzlichen Unfallversicherung sind für die Anerkennung als Arbeitsunfall zu beachten:

1. Als Unfall wird ein von außen auf den Menschen einwirkendes, zeitlich begrenztes (längstens in einer Arbeitsschicht) schädigendes Ereignis verstanden
2. Eine sich über einen längeren Zeitraum (mehr als eine Arbeitsschicht) erstreckende Schädigung kann einem Unfall gleichgestellt sein
3. Zwischen der versicherten unfallbringenden

Tätigkeit und dem Unfallereignis muß ein ursächlicher Zusammenhang zumindest wahrscheinlich sein
4. Zwischen dem Unfallereignis und der Gesundheitsschädigung muß ein ursächlicher Zusammenhang zumindest wahrscheinlich sein

A. nur 1 und 4 sind richtig
B. nur 1, 2 und 3 sind richtig
C. nur 1, 2 und 4 sind richtig
D. nur 2, 3 und 4 sind richtig
E. 1 - 4 = alle sind richtig

7.033 Welche Aussage trifft zu?

Der Schutz der gesetzlichen Unfallversicherung bei Berufskrankheiten umfaßt

1. Krankenbehandlung - sowohl stationär als auch ambulant
2. Arbeitslosengeld
3. berufliche Wiedereingliederung
4. Arbeitslosenhilfe
5. Geldleistungen, z.B. Rente an Erkrankte oder Hinterbliebene

A. nur 1 und 3 sind richtig
B. nur 1 und 5 sind richtig
C. nur 1, 3 und 5 sind richtig
D. nur 1, 2, 4 und 5 sind richtig
E. nur 2, 3, 4 und 5 sind richtig

7.034 Welche Aussage trifft zu?

Ein Fließbandarbeiter zieht sich eine Fraktur des rechten Unterarmes zu und bekommt einen Gips. Er ist, solange der Gips liegt,

1. berufsunfähig
2. erwerbsunfähig
3. arbeitsunfähig
4. frühinvalide

A. nur 1 ist richtig
B. nur 3 ist richtig
C. nur 1 und 3 sind richtig
D. nur 1, 2 und 3 sind richtig
E. 1 - 4 = alle sind richtig

7.035 Welche Aussage trifft zu?

Die Schwere eines elektrischen Unfalles ist u.a. abhängig von

1. der Stromstärke
2. der Stromart
3. dem Stromweg
4. der Dauer der Stromeinwirkung

A. nur 1 ist richtig
B. nur 1 und 4 sind richtig
C. nur 1, 2 und 4 sind richtig
D. nur 1, 3 und 4 sind richtig
E. 1 - 4 = alle sind richtig

7.036 Welche Aussage trifft zu?

Strommarken

1. werden bei Stromtodesfällen mit Spannungen ab 220 V immer gefunden
2. sind nur an der Stromeintrittsstelle zu finden
3. weisen charakteristische histologische Kennzeichen auf
4. treten an der Fußsohle wegen der Dicke der dortigen Hornschicht nicht auf

A. nur 3 ist richtig
B. nur 1 und 3 sind richtig
C. nur 2 und 4 sind richtig
D. nur 3 und 4 sind richtig
E. nur 1, 2 und 3 sind richtig

7.037 Welche Aussage trifft zu?

N. kann Leistungen der gesetzlichen Unfallversicherung in Anspruch nehmen, wenn er

1. als Fabrikarbeiter auf dem direkten Heimweg von der Fabrik mit seinem Auto einen Verkehrsunfall erleidet und dabei schwer verletzt wird
2. auf einer privaten Autofahrt versucht, ein sich in erheblicher Gefahr befindendes Verkehrsunfallopfer zu bergen und dabei von einem PKW angefahren und schwer verletzt wird
3. sich als Bankkunde einem Bankräuber, als dieser flüchtend das Bankgebäude verläßt, in den Weg stellt und deshalb von diesem angeschossen und dabei schwer verletzt wird

A. nur 1 ist richtig
B. nur 2 ist richtig
C. nur 1 und 3 sind richtig
D. nur 2 und 3 sind richtig
E. 1 - 3 = alle sind richtig

7.038 Welche Aussage trifft zu?

Strommarken in den Händen

1. können in ihrem makroskopischen Aussehen mechanisch bedingten Schürfwunden ähneln
2. können als kraterförmige Defekte auftreten
3. können bei oberflächlicher Untersuchung mit

kleinen, rein thermisch bedingten Brandmarken verwechselbar sein
4. können die Form des berührten, spaaungsführenden Metallteils wiedergeben (abbilden)

A. nur 4 ist richtig
B. nur 1 und 2 sind richtig
C. nur 1, 2 und 4 sind richtig
D. nur 1, 3 und 4 sind richtig
E. 1 - 4 = alle sind richtig

# 8. BERUFSBEZOGENE SCHÄDEN

## AUFGABENTYP A

8.001 Welche Aussage trifft zu?

An chronisch-unspezifischen Erkrankungen der Luftwege kommt in Mitteleuropa am häufigsten vor

A. Asthma bronchiale
B. chronische Bronchitis
C. Bronchiektasie
D. Lungenemphysem
E. chronische Bronchopneumonie und Pneumonien

8.002 Welche Aussage trifft zu?

Diabetiker, die rein diätetisch behandelt werden,

A. dürfen keine Wechselschichtarbeit verrichten
B. dürfen wegen der Gefahr eines hypoglykämischen Schocks nicht auf Gerüsten arbeiten
C. können jede Art von Beschäftigung verrichten, zu der sie nach Vorbildung und Leistung auch sonst geeignet wären
D. dürfen nur bis zu 6 Stunden täglich arbeiten
E. können jede Art von Beschäftigung verrichten, wenn diese nicht mit Arbeiten in heißer Umgebung verbunden ist

8.003 Welche Aussage trifft nicht zu?

Zur Vorbeugung einer beruflichen Sehnenscheidenentzündung ist geeignet

A. Einarbeitung mit steigender Belastung
B. möglichst "gemischte" Arbeit
C. richtige Sitzgestaltung
D. ergonomische Gestaltung von Maschinen
E. kurzdauernde Ruhigstellung

8.004 Welche Aussage trifft nicht zu?

Bei einem insulinpflichtigen Diabetiker bestehen in der Regel gesundheitliche Bedenken gegen eine Tätigkeit (auch Dauertagarbeit) als

A. Elektroschweißer
B. Busfahrer
C. Dachdecker
D. Feuerwehrmann
E. Kranführer

## A U F G A B E N T Y P  C

8.005 Herz-Kreislauf-Erkrankungen sind in den europäischen Industrieländern die häufigste Todesursache,

<u>weil</u>

Herz-Kreislauf-Erkrankungen im wesentlichen durch arbeitsbedingte psychische Streß-Belastungen verursacht werden.

A U F G A B E N T Y P   D

8.006 Welche Aussage trifft zu?

Ein Herzinfarkt, der bei einem Patienten mit bekannter Coronarsklerose in engem zeitlichen Zusammenhang mit einer beruflichen Tätigkeit auftritt, wird als Arbeitsunfall anerkannt,

1. auch wenn die Tätigkeit nur mit betriebsüblicher körperlicher Belastung einhergeht
2. falls eine akute psychische Überforderung im Beruf vorlag mit Angst, Not, Entsetzen, welche der Patient als plötzliche Bedrohung erlebte
3. wenn im Berufsleben des Patienten eine chronische Streß-Situation für Psyche und vegetatives Nervensystem gegeben war, z.b. mit großer Verantwortung in Politik, Wirtschaft oder Wissenschaft
4. wenn eine akute körperliche Überlastung mit gänzlich ungewohnter schwerer Anstrengung im Berufsleben erforderlich war

A. nur 3 ist richtig
B. nur 1 und 4 sind richtig
C. nur 2 und 4 sind richtig
D. nur 2, 3 und 4 sind richtig
E. 1 - 4 = alle sind richtig

8.007 Welche Aussage trifft zu?

Unter welchen Umständen werden die degenerativen Gelenkserkrankungen, als Unfallfolge anerkannt?

1. nach intraarticulären Frakturen
2. nach einer in ungünstiger Stellung verheilten Fraktur
3. generell im Sinne der abgrenzbaren Verschlimmerung
4. generell im Sinne der richtunggebenden Verschlimmerung

A. in keinem Fall
B. nur bei 3
C. nur bei 1 und 2
D. nur bei 1, 2 und 3
E. nur bei 1, 2 und 4

8.008 Welche Aussage trifft zu?

Erwerbstätige mit chronischen Hepatopathien sollten nach Möglichkeit Arbeitsplätze erhalten, die insbesondere nicht folgende Belastungsfaktoren beinhalten

1. Wechselschicht mit Nachtarbeit
2. Hitzearbeit
3. starke Temperaturschwankungen
4. Lärm
5. Erschütterungen
6. Schwerarbeit

A. nur 1 und 2 sind richtig
B. nur 2 und 5 sind richtig
C. nur 1, 2 und 3 sind richtig
D. nur 4, 5 und 6 sind richtig
E. nur 1, 2, 3 und 6 sind richtig

8.009 Welche Aussage trifft zu?

Bei einer ausgeprägten Leberzirrhose bestehen gesundheitliche Bedenken gegen

1. körperliche Schwerarbeit
2. Akkordarbeit
3. Hitzearbeit
4. Nachtarbeit

A. nur 1 ist richtig
B. nur 4 ist richtig
C. nur 1 und 2 sind richtig
D. nur 1 und 3 sind richtig
E. 1 - 4 = alle sind richtig

## 9. ARBEITSPHYSIOLOGIE

### AUFGABENTYP A

9.001 Welche Aussage trifft zu?

Bei der Bestimmung der maximalen $O_2$-Aufnahme muß die Leistung bis zum Erreichen maximaler Herzfrequenzwerte gesteigert werden. Dieser Maximalwert beträgt im Alter von 60 Jahren im Durchschnitt

A. 160 $min^{-1}$
B. 180 $min^{-1}$
C. 200 $min^{-1}$
D. 220 $min^{-1}$
E. 240 $min^{-1}$

9.002 Welche Aussage trifft zu?

Ein männlicher Arbeitnehmer im Alter von 25 Jahren verfügt über eine durchschnittliche kardiopulmonale Leistungsfähigkeit, wenn er über folgende maximale $O_2$-Aufnahme/kg Körpergewicht verfügt

A. 25 ml/kg
B. 45 ml/kg
C. 65 ml/kg
D. 85 ml/kg
E. 105 ml/kg

9.003 Welche Aussage trifft zu?

Bei der Bestimmung der maximalen $O_2$-Aufnahme muß die Leistung bis zum Erreichen maximaler Herzfrequenzwerte gesteigert werden. Dieser Maximalwert beträgt im Alter von 18 - 20 Jahren im Durchschnitt

A. 155 $min^{-1}$
B. 175 $min^{-1}$
C. 195 $min^{-1}$
D. 215 $min^{-1}$
E. 235 $min^{-1}$

9.004 Welche Aussage trifft zu?

Zur Ermittlung einer günstigen Pausenregelung bei körperlicher Schwerarbeit ist welches der folgenden Untersuchungsverfahren am wenigsten geeignet?

A. Herzschlagfrequenzregistrierung
B. Bestimmung der Sauerstoffaufnahme
C. Registrierung der Atemfrequenz
D. Elektromyographie

E. Registrierung der Körpertemperatur

9.005 Welche Aussage trifft zu?

Bei der indirekten Kalorimetrie wird zur Erhöhung der Genauigkeit der respiratorische Quotient mitbestimmt, weil

A. daraus der Anteil der Eiweißverbrennung berechnet werden kann
B. dadurch eine Trennung von Baustoffwechsel und Betriebsstoffwechsel möglich wird
C. sich daraus der Energieverbrauch für die interindividuell verschiedenen Atembewegungen berechnen läßt
D. sich das kalorische Äquivalent des $O_2$ mit dem RQ ändert
E. keine der Aussagen trifft zu

9.006 Welche Aussage trifft zu?

Das Maximum des täglichen Brutto-Energieumsatzes an einem einzelnen Tag liegt bei

A. 5 000 kcal/Tag
B. 10 000 kcal/Tag
C. 15 000 kcal/Tag
D. 20 000 kcal/Tag
E. 25 000 kcal/Tag

9.007 Welche Aussage trifft zu?

Oberhalb einer bestimmten Milchsäurekonzentration (mg%) im Blut steigt die Sauerstoffschuld linear mit der Milchsäurekonzentration an. Dieser Grenzwert liegt bei

A. 10 mg%
B. 20 mg%
C. 30 mg%
D. 40 mg%
E. 50 mg%

9.008 Welche Aussage trifft zu?

Unter einem "Zeitgeber" versteht man

A. jeden mittelbaren und unmittelbaren Arbeitszeitfaktor
B. einen Refa-Ingenieur, der die Zeitvorgaben berechnet
C. eine gemischte Arbeitgeber-Arbeitnehmer-Kommission zur Festlegung der Akkordsätze
D. eine genehmigungspflichtige Sonderarbeitszeit im Sinne der Arbeitszeitordnung
E. jeden äußeren Faktor, der die zirkadiane Rhythmik formiert

9.009 Welche Aussage trifft zu?

Als kontinuierliche Arbeit bezeichnet man in der Arbeitsphysiologie

A. die Bandarbeit
B. die 3-Schichten-Arbeit unter Einschluß der Sonn- und Feiertage
C. jede Wechselschichtarbeit
D. die Arbeit ohne Einschaltung von Pausen
E. die Normalschicht

9.010 Welche Aussage trifft zu?

Was bedeutet der Begriff "Erholungszuschlag" in der Leistungsphysiologie?

A. Spezialtarif in der chemischen Industrie bei Umgang mit bestimmten Substanzen gemäß der gesetzlichen "Verordnung über gefährliche Arbeitsstoffe"
B. Lohnzulage bei Schicht- und Akkordarbeit
C. Verlängerter Jahresurlaub bei Beschäftigung an einem gefährdeten Arbeitsplatz (z.B. bei Caissonarbeitern, Bergleuten, Piloten etc.)
D. Pause, die aufgrund einer bestimmten Arbeit erforderlich ist, um Überlastungen des Menschen zu vermeiden
E. Verpflegungszulage des Kantinenessens bei Schwer- und Schwerstarbeit

9.011 Welche Aussage trifft zu?

Bei Überwachungsarbeiten in der Chemischen Industrie sollen in einem Steuerstand Anzeigevorrichtungen überwacht werden, wobei der Arbeiter diese Tätigkeit im Sitzen verrichten soll. Die Fläche des Überwachungspultes, welche die Anzeigevorrichtungen trägt, soll aus der Horizontalen um folgende Grade aufgewinkelt werden

A. 15 Grad
B. 30 Grad
C. 45 Grad
D. 60 Grad
E. 75 Grad

9.012 Welche Aussage trifft zu?

Bei der indirekten Kalorimetrie wird der Energieumsatz berechnet aus der

A. Nahrungsaufnahme
B. Sauerstoffaufnahme
C. Stickstoffabgabe im Harn
D. Wärmeabgabe des Körpers an die Umgebung
E. geleisteten Arbeit

9.013 Welche Aussage trifft zu?

Die Kraft einer Muskelgruppe, bezogen auf die Fläche des Muskelquerschnittes, ist bei verschiedenen Personen

A. gleich
B. abhängig vom Geschlecht
C. abhängig vom Lebensalter
D. abhängig vom Beruf
E. abhängig vom Trainingszustand

9.014 Welche Aussage trifft zu?

Der Kochsalzbedarf eines akklimatisierten Hitzearbeiters ist geringer als der eines nicht akklimatisierten Arbeiters, <u>weil</u>

A. sein Schweißverlust unter gleichen Bedingungen kleiner ist
B. die Kochsalzkonzentration seines Schweißes niedriger ist
C. er weniger empfindlich gegenüber Kochsalzverlusten ist
D. er sich weniger anzustrengen braucht
E. nichts zutreffend

9.015 Welche Aussage trifft zu?

Als kontinuierliche Arbeit bezeichnet man

A. Bandarbeit
B. Arbeit ohne Einschaltung von Pausen
C. jede Wechselschichtarbeit
D. 3-Schichten-Arbeit
E. 3-Schichten-Arbeit unter Einschluß der Sonn- und Feiertage

9.016 Welche Aussage trifft zu?

Die Muskelkraft wird üblicherweise mit Hilfe isometrischer Kontraktionen gemessen, weil

A. die Meßbedingungen hier am einfachsten zu standardisieren sind
B. unter diesen Bedingungen die größte Muskelkraft gemessen werden kann
C. bei isometrischen Kontraktionen der Wirkungsgrad der Muskulatur am größten ist
D. isometrische Kontraktionen den natürlichen Muskelbetätigungen entsprechen
E. bei isometrischen Kontraktionen kein Trainingseffekt zu beobachten ist

9.017 Welche Aussage trifft zu?

Die vorgeschriebenen Ruhepausen im Sinne der Arbeitszeitordnung können durch Kurzpausen ersetzt werden bei

A. Bandarbeit
B. Akkordarbeit
C. freier Arbeit
D. Büroarbeit
E. Überwachungsarbeit

9.018 Welche Aussage trifft zu?

Während einer Bandarbeit kann als Pausenform nur auftreten

A. arbeitsablaufbedingte Wartezeit
B. lohnende Pause
C. willkürlich eingelegte Pause
D. Erholungspause
E. nichts zutreffend

9.019 Welche Aussage trifft zu?

Arbeit im maximalen Greifraum sollte vermieden werden wegen

A. besonderer Unfallgefahr
B. häufigem Wechsel zwischen stehender und sitzender Tätigkeit
C. der Notwendigkeit aufwendiger Arbeitsgeräte
D. Ermüdung der Augen
E. Ermüdung durch hohe statische Arbeit

9.020 Welche Aussage trifft zu?

Wenn bei Katastrophen in heißen Bergbaubetrieben Rettungsmannschaften eingesetzt werden, sind für sie erhebliche Hitzebelastungen oft unvermeidbar. Jedoch sollte ein Angehöriger eines Rettungstrupps auf jeden Fall aus dem Hitzeklima entfernt werden, wenn

A. seine Herzfrequenz 120/min erreicht
B. er zu hyperventilieren beginnt
C. seine Haut heiß und trocken wird
D. profuses Schwitzen am ganzen Körper auftritt
E. keines dieser Symptome ist als alarmierend zu betrachten

9.021 Welche Aussage trifft zu?

Bei Überwachungstätigkeiten in der Industrie ist die Beobachtung von Skalenkombinationen in einer Meßwarte dann optimal, wenn für die Skalen der Anzeigegeräte gewählt wird

A. horizontale Ausrichtung der Normwerte
B. horizontale Ausrichtung der Nullwerte
C. gleiche Phasenlage der Höchstwerte
D. Markierung der Normwerte durch rote Aufsätze

E. unterschiedliche Gestaltung der Skalen entsprechend der Bedeutsamkeit ihrer Anzeige

9.022 Welche Aussage trifft zu?

Zifferblätter bei Skalen sollen

A. möglichst feine Unterteilungen aufweisen
B. das dekadische System betonen
C. im Vierersystem unterteilt sein
D. den Nullwert stets an der gleichen Stelle einer kreisförmigen Skala haben
E. im Zweiersystem unterteilt sein

9.023 Welche Aussage trifft zu?

In Meßwarten sollen quantitative Anzeigevorrichtungen zum Ablesen digitaler Werte benutzt werden. Dafür eignet sich am besten

A. kreisförmige Skala
B. vertikale Skala
C. horizontale Skala
D. halbkreisförmige Sklala
E. offenes Fenster

9.024 Welche Aussage trifft zu?

Der Energieumsatz des Menschen kann aus sehr verschiedenen Gründen über den Grundumsatz hinaus erhöht sein. Am stärksten kann er sich erhöhen

A. bei sommerlicher Wärme
B. bei Arbeit in feinmechanischer Werkstatt
C. bei Kälteexposition ohne Bekleidung
D. bei Schilddrüsenüberfunktion
E. nach Aufnahme eiweißreicher Nahrung

9.025 Welche Aussage trifft zu?

Das Körpergewicht eines Mannes nimmt im Verlauf eines Jahres um 4 kp (reine Fettsubstanz) zu. Diese Gewichtszunahme könnte dadurch bedingt sein, daß der Mann über die benötigten Nahrungskalorien hinaus täglich zu sich genommen hat

A. 1 Glas Bier        entsprechend 100 kcal
B. 100 g Brot         entsprechend 250 kcal
C. 100 g Kotelett     entsprechend 350 kcal
D. 100 g Schokolade   entsprechend 550 kcal
E. 100 g Butter       entsprechend 700 kcal

9.026 Welche Aussage trifft zu?

Als Akkordform ist heute die Regel

A. proportionaler Akkord mit garantierter Basis
B. degressiver Akkord mit garantierter Basis

C. progressiver Akkord mit garantierter Basis
D. linearer proportionaler Akkord
E. Differentialakkord

9.027 Welche Aussage trifft zu?

Die Eignung eines Arbeiters für schwere körperliche Arbeit kann man quantitativ messen mit

A. Master-Step-Test
B. Harvard-Step-Test
C. maximale Sauerstoffaufnahme
D. Schellong-Test
E. Body-Plethysmographie

9.028 Welche Aussage trifft zu?

Lohnende Arbeitspausen können nur auftreten bei

A. handzeitbestimmter Tätigkeit
B. maschinenzeitbestimmter Tätigkeit
C. Fließarbeit
D. Überwachungstätigkeit
E. Steuerungstätigkeit

9.029 Welche Aussage trifft zu?

Welches ist die optimale Tischhöhe bei Präzisionsarbeiten im Sitzen für einen Menschen mit einer Körpergröße von 175 cm?

A. 55 cm
B. 77 cm
C. 83 cm
D. 87 cm
E. 100 cm

9.030 Welche Aussage trifft nicht zu?

Symptome der zentralen Ermüdung sind

A. Verminderung der Nervenleitungsgeschwindigkeit
B. Störungen der Bewegungskoordination
C. Störungen der Wahrnehmung
D. Störungen von Aufmerksamkeit und Konzentration
E. Störungen des Denkens und des Aktivitätsniveaus

9.031 Welche Aussage trifft nicht zu?

Die kardiopulmonale Leistungsbreite kann objektiviert werden mit

A. der sog. W 170
B. der maximalen Sauerstoffaufnahme
C. dem Schellong-Test
D. dem Belastungs-EKG

E. dem "Leveling off" der Pulsfrequenz

9.032 Welche Aussage trifft nicht zu?
Bei industrieller Hitzearbeit können während der Schicht als Beanspruchungskriterien herangezogen werden
A. die Trinkmenge
B. das Körpergewicht
C. die Pulsfrequenz
D. die Rektaltemperatur
E. die Schweißmenge

9.033 Welche Aussage trifft nicht zu?
Zur Arbeitszeit wird gerechnet
A. Hauptzeit
B. Nebenzeit
C. arbeitsablaufbedingte Wartezeit
D. Betriebspausenzeit
E. Waschzeit in Bleibetrieben

9.034 Welche Aussage trifft nicht zu?
Nachtarbeit kann zu folgenden Störungen führen
A. Appetitlosigkeit
B. Schlafmangel
C. Störungen im Bereich des sozialen Lebens
D. Hypertonie
E. Gefühl verminderter Leistungsfähigkeit während der Nachtschicht

9.035 Welche Aussage trifft nicht zu?
Unter Arbeitserschwernissen versteht man Umwelteinflüsse des Arbeitsplatzes, die unabhängig von der muskulären Arbeitsschwere gesundheitlich relevant sind. Sie werden häufig durch Erschwerniszulagen abgegolten. Einige von ihnen können zu entschädigungspflichtigen Berufskrankheiten führen
A. Staub und Rauch
B. Gase und Dämpfe
C. Hitze
D. Lärm
E. Vibration

9.036 Welche Aussage trifft nicht zu?
Die "Leistungsabstimmung" an Fließbändern läßt sich verbessern durch
A. Anpassung der Bandgeschwindigkeit an die Tagesschwankungen der Leistungsbereitschaft

B. "Job enlargement" = Zusammenlegung mehrerer Teilarbeiten an einem Arbeitsplatz
C. kurzen Bandtakt
D. Einfließenlassen mehrerer Produkte an einzelne Arbeitsplätze des Bandes, die nicht voll ausgelastet sind
E. "Springer System"

## AUFGABENTYP C

9.037 Bei mehrwöchiger Nachtarbeit kommt es zu einer völligen Anpassung physiologischer und psychologischer Funktionen,

weil

längere Nachtarbeit eine Inversion der circadianen Tagesperiodik bewirkt.

9.038 Nach Flugreisen über mehrere Breitengrade - z.B. von Deutschland nach Südafrika - kommt es zu einer Inversion circadian-rhythmischer physiologischer und psychologischer Funktionen,

weil

die ortsadäquaten Kontakte und das zugehörige Zeitbewußtsein als Zeitgeber für die endogene Tagesperiodik wirksam sind.

9.039 Nach Flugreisen mit größeren Ortszeitverschiebungen kommt es zu einer Inversion rhythmischer physiologischer und psychologischer Funktionen,

weil

die der neuen Ortszeit adäquaten sozialen Kontakte sowie das zugehörige Zeitbewußtsein als Zeitgeber für die endogene circadiane Rhythmik wirksam sind.

9.040 Nachtschichten sollten möglichst für wenigstens 10 Tage ohne Unterbrechung aneinandergereiht werden,

weil

nach 10 Nachtschichten eine Inversion der Körpertemperatur und anderer Körperfunktionen eintritt.

9.041 Für Erwerbstätige mit Bluthochdruck, die in Wechselschicht arbeiten, ist die Nachtschicht besonders günstig,

weil

während der Nacht der Blutdruck aufgrund seiner circadianen Rhythmik seinen niedrigsten Wert erreicht.

9.042 Lohnende Pausen müssen im letzten Drittel der Arbeitszeit liegen,

weil

durch Pausen im letzten Drittel der Arbeitszeit

am besten die vorausgegangene Ermüdung kompensiert werden kann.

9.043 Arbeitsplätze für ältere Arbeitnehmer müssen entsprechend der altersspezifischen Leistungsfähigkeit gestaltet werden,

weil

bei älteren Arbeitnehmern die kardiopulmonale Leistungsfähigkeit, die Muskelkraft und die motorische und sensomotorische Leistungsfähigkeit deutlich geringer sind als bei jüngeren Arbeitnehmern.

9.044 Kurzpausen sind - bezogen auf den Zeitaufwand - besonders erholungswirksam,

weil

der Erholungsvorgang im ersten Teil einer Pause weiter fortschreitet als in einem späteren gleich langen Abschnitt.

9.045 Bei der Einstellungsuntersuchung eines Arbeiters, der schwere körperliche Arbeit zu leisten hat, empfiehlt es sich, die maximale $O_2$-Aufnahme zu bestimmen,

weil

die maximale $O_2$-Aufnahme in Korrelation zur kardiopulmonalen Leistungsfähigkeit steht.

9.046 Bei optimal gestalteten Arbeitsplätzen soll bei sich häufig wiederholenden Arbeitsabläufen der maximale Greifraum angewendet werden,

weil

bei maximaler Ausnutzung des Greifraums der Arm langsamer ermüdet.

9.047 Für Arbeitsgestaltung und Arbeitsschutz ist die Verwendung von Check-Listen sehr vorteilhaft,

weil

mit Hilfe von Check-Listen am ehesten eine systematische Prüfung von verschiedenen Komponenten einer Arbeit im Hinblick auf die Reaktionen des Arbeiters möglich ist.

9.048 Technische Einrichtungen, die mit gebeugtem Arm benutzt werden (z.B. Bohrer), sind auf Supination des rechten Armes eingerichtet,

weil

bei gebeugtem Arm durch Supination eine größere

Muskelkraft als durch Pronation entwickelt werden kann.

9.049 Betriebspausen müssen möglichst lang sein,

<u>weil</u>

der Erholungswert einer Pause mit der Pausenzeit in Form einer Exponentialkurve zunimmt.

9.050 Bei der Messung der Muskelkraft im Rahmen eines Sozialgerichts-Gutachtens muß die Kraft einer Muskelgruppe bei isometrischer Kontraktion gemessen werden,

<u>weil</u>

die Meßbedingungen bei isometrischen Muskelkontraktionen am einfachsten zu standardisieren sind.

9.051 Bei pausenlosem Üben einer manuellen Fertigkeit (massiertem Lernen) ist die Lerngeschwindigkeit größer als beim Erlernen der gleichen Fähigkeit nach einem mit Pausen durchsetzten Übungsschema (verteiltem Lernen),

<u>weil</u>

die Zahl der Wiederholungen des Bewegungsablaufes die Lerngeschwindigkeit determiniert.

## AUFGABENTYP D

9.052 Welche Aussage trifft zu?

Zur Arbeitszeit werden außer der Hauptzeit gerechnet

1. Nebenzeit
2. arbeitsablaufbedingte Wartezeit
3. Betriebspausenzeit
4. Kurzpausen bei Fließbandarbeit

A. nur 2 ist richtig
B. nur 2 und 3 sind richtig
C. nur 1, 2 und 4 sind richtig
D. nur 1, 3 und 4 sind richtig
E. 1 - 4 = alle sind richtig

9.053 Welche Aussage trifft zu?

Worin liegen die besonderen Vorteile der Maschine gegenüber dem Menschen?

1. in der erreichbaren Geschwindigkeit und Leistung
2. in der Vielseitigkeit der manipulativen Fertigkeiten
3. in der Konstanz des Zeitverhaltens
4. in der Exaktheit der wiederholten Leistung
5. in der Empfindlichkeit gegenüber äußeren Störreizen

A. nur 1 ist richtig
B. nur 2 und 4 sind richtig
C. nur 1, 3 und 4 sind richtig
D. nur 1, 2, 3 und 4 sind richtig
E. 1 - 5 = alle sind richtig

9.054 Welche Aussage trifft zu?

Folgende Zeitgeber sind beim Menschen für die Erhaltung der circadianen Rhythmik ausschlaggebend:

1. Zeitbewußtsein
2. Hell-Dunkel-Wechsel
3. Mahlzeitenfolge
4. sozialer Kontakt
5. Temperaturschwankungen

A. nur 1 und 4 sind richtig
B. nur 2 und 5 sind richtig
C. nur 3 und 4 sind richtig
D. nur 1, 2 und 4 sind richtig
E. nur 2, 3 und 5 sind richtig

9.055 Welche Aussage trifft zu?

Der Erholungswert von Arbeitspausen bei schwerer körperlicher Arbeit ist besser, wenn sie

1. kurz sind (5 min und kürzer)
2. lang sind (15 min und länger)
3. mehrfach innerhalb der Arbeitszeit auftreten
4. schon bald nach Arbeitsbeginn eingelegt werden
5. nicht im voraus festgelegt werden
6. mit der Dauer der Arbeitszeit länger werden

A. nur 1 und 4 sind richtig
B. nur 2, 3 und 4 sind richtig
C. nur 2, 3 und 5 sind richtig
D. nur 1, 3, 4 und 6 sind richtig
E. nur 2, 3, 5 und 6 sind richtig

9.056 Welche Aussage trifft zu?

Durch schwere körperliche Arbeit oder durch hartes körperliches Training verändern sich folgende Dimensionen des kardiopulmonalen Systems:

1. Herzvolumen
2. Gesamthämoglobin
3. Residualvolumen
4. Vitalkapazität
5. Blutvolumen

A. nur 3 und 4 sind richtig
B. nur 1, 2 und 5 sind richtig
C. nur 1, 2, 3 und 4 sind richtig
D. nur 1, 2, 4 und 5 sind richtig
E. nur 2, 3, 4 und 5 sind richtig

9.057 Welche Aussage trifft zu?

Die motorische Leistungsfähigkeit umfaßt im wesentlichen folgende Teilbereiche:

1. Koordinationsfähigkeit
2. Handgeschicklichkeit
3. Grundumsatz
4. Bewegungsgeschwindigkeit
5. Sehtüchtigkeit
6. Körperbeherrschung

A. nur 1, 2 und 3 sind richtig
B. nur 2, 3 und 5 sind richtig
C. nur 1, 2, 4 und 6 sind richtig
D. nur 3, 4, 5 und 6 sind richtig
E. 1 - 6 = alle sind richtig

9.058 Welche Aussage trifft zu?

Folgende Faktoren beeinflussen die Grenzkraft beim isometrischen Muskeltraining:

1. Ruhelänge des Muskels
2. Lebensalter
3. Haltezeit
4. tägliche Trainingsfrequenz
5. Geschlecht

A. nur 4 und 5 sind richtig
B. nur 1, 2 und 4 sind richtig
C. nur 1, 3 und 4 sind richtig
D. nur 2, 3 und 5 sind richtig
E. nur 2, 4 und 5 sind richtig

9.059 Welche Aussage trifft zu?

In einem Mensch-Maschine-System ist der Mensch der Maschine in folgenden Merkmalen überlegen:

1. Leistung
2. Konstanz des Zeitverhaltens
3. manipulative Fertigkeiten
4. Eingangsempfindlichkeit für Signale
5. Kanalkapazität (Einkanaligkeit/Mehrkanaligkeit)
6. Intelligenz

A. nur 1 und 3 sind richtig
B. nur 2 und 4 sind richtig
C. nur 5 und 6 sind richtig
D. nur 2, 4 und 5 sind richtig
E. nur 3, 4 und 6 sind richtig

9.060 Welche Aussage trifft zu?

Erholungspausen sind wirksamer, wenn sie

1. kurz sind (kürzer 5 min)
2. lang sind (länger 15 min)
3. schon bald nach Beginn der Arbeit eingelegt werden
4. mehrfach innerhalb der Arbeit auftreten
5. mit zunehmender Arbeitszeit länger werden
6. im voraus nicht festgelegt werden

A. nur 1 und 3 sind richtig
B. nur 2 und 5 sind richtig
C. nur 1, 3 und 5 sind richtig
D. nur 1, 3, 4 und 5 sind richtig
E. nur 1, 3, 5 und 6 sind richtig

9.061 Welche Aussage trifft zu?

Im Vergleich mit jüngeren Arbeitnehmern finden sich bei älteren Arbeitnehmern

1. Verminderung der kardiopulmonalen Leistungsfähigkeit
2. erhöhte Unfallhäufigkeit
3. Verminderung der Muskelkraft
4. Verminderung der motorischen und sensumotorischen Leistungsfähigkeit
5. Verminderung von Zuverlässigkeit und Verantwortungsbewußtsein
6. erhöhte Arbeitsabwesenheit aus Bagatellgründen

A. nur 1, 3 und 4 sind richtig
B. nur 1, 4 und 6 sind richtig
C. nur 1, 2, 3 und 4 sind richtig
D. nur 1, 2, 3 und 5 sind richtig
E. nur 2, 4, 5 und 6 sind richtig

9.062 Welche Aussage trifft zu?

Die Anlernung sensumotorischer Fertigkeiten läßt sich im Betrieb durch folgende Maßnahmen beschleunigen

1. massiertes Üben
2. Bekanntgabe der Lernresultate
3. Optimierung früher Lernphasen
4. verteiltes Üben
5. Optimierung später Lernphasen

A. nur 1 und 2 sind richtig
B. nur 3 und 4 sind richtig
C. nur 1, 2 und 3 sind richtig
D. nur 2, 3 und 4 sind richtig
E. nur 2, 4 und 5 sind richtig

9.063 Welche Aussage trifft zu?

In einem Betrieb muß eine Arbeit mit einer Belastung von 5,0 kcal/min ausgeführt werden. Es haben sich 5 Personen für diese Arbeit beworben. Der Betriebsarzt stellt bei der Untersuchung folgende Werte der maximalen $O_2$-Aufnahme fest. Bei welchen Arbeitern liegt die verlangte Arbeit im Bereich der individuellen Dauerleistungsfähigkeit?

1. Arbeiter 1 = 2,7 l/min
2. Arbeiter 2 = 3,1 l/min
3. Arbeiter 3 = 3,6 l/min
4. Arbeiter 4 = 4,5 l/min
5. Arbeiter 5 = 4,9 l/min

A. nur bei 1 und 2
B. nur bei 4 und 5
C. nur bei 1, 2 und 3
D. nur bei 3, 4 und 5
E. nur bei 1, 2, 3 und 4

9.064 Welche Aussage trifft zu?

Als "lohnende Pausen" bezeichnet man Arbeitsunterbrechungen, bei denen der Produktionsausfall während der Pause durch eine Produktionserhöhung infolge der Pause ausgeglichen wird. Dies kann der Fall sein bei

1. handzeitbestimmter Tätigkeit
2. maschinenzeitbestimmter Tätigkeit
3. Fließarbeit

A. nur 1 ist richtig
B. nur 3 ist richtig
C. nur 1 und 2 sind richtig
D. nur 2 und 3 sind richtig
E. 1 - 3 = alle sind richtig

9.065 Welche Aussage trifft zu?

Folgende Randbedingungen sind für Männer bei gesetzlich vorgeschriebenen Ruhepausen nach der Arbeitszeitordnung (AZO) festgelegt:

1. die Arbeitszeitunterbrechung wird bezahlt
2. die Arbeitszeitunterbrechung wird nicht bezahlt
3. die Ruhepause muß mindestens 15 min dauern
4. die Ruhepause wird nicht in die tarifliche Arbeitszeit eingerechnet
5. die Ruhepause muß spätestens 4 1/2 Stunden nach Arbeitsbeginn gewährt werden

A. nur 1 und 3 sind richtig
B. nur 2 und 3 sind richtig
C. nur 1, 4 und 5 sind richtig
D. nur 2, 3 und 4 sind richtig
E. nur 1, 3, 4 und 5 sind richtig

9.066 Welche Aussage trifft zu?

Bei der indirekten Kalorimetrie benötigt man Kenntnisse über

1. den Brennwert der Nährstoffe
2. die Hauttemperatur der Extremitäten
3. die Wärmemenge, die bei Verbrennung einer bestimmten $O_2$-Menge im Körper frei wird
4. die Wärmedurchgangszahl der Haut
5. die Kerntemperatur

A. nur 1 und 3 sind richtig
B. nur 1 und 5 sind richtig
C. nur 3 und 4 sind richtig
D. nur 1, 3 und 4 sind richtig
E. nur 2, 4 und 5 sind richtig

9.067 Welche Aussage trifft zu?

Als "Kalorisches Äquivalent" bezeichnet man die Anzahl der kcal, die folgenden Größen entsprechen:

1. 1 l $O_2$-Aufnahme
2. 1 l $CO_2$-Aufnahme
3. RQ 1,0
4. 427 mkp
5. 100 l Ventilation

A. nur 1 und 2 sind richtig
B. nur 1 und 4 sind richtig
C. nur 3 und 4 sind richtig
D. nur 1, 2 und 4 sind richtig
E. nur 1, 4 und 5 sind richtig

9.068 Welche Aussage trifft zu?

Das "Kalorische Äquivalent" kann folgende Dimensionen haben:

1. $°C/mkp$
2. $°C/m^2$
3. mkp/kcal
4. kcal/l $CO_2$
5. kcal/l $O_2$

A. nur 1 und 2 sind richtig
B. nur 2 und 3 sind richtig
C. nur 4 und 5 sind richtig
D. nur 1, 3 und 5 sind richtig
E. nur 3, 4 und 5 sind richtig

9.069 Welche Aussage trifft zu?

Die Leistungsabstimmung an Fließbändern läßt sich verbessern durch

1. kurze Bänder mit zwischengeschalteten Pufferbändern
2. "Job enlargement"
3. "Springer"-System
4. Einfließenlassen mehrerer Produkte an einzelne Plätze des Bandes
5. kurzen Bandtakt

A. nur 1 und 2 sind richtig
B. nur 3 und 5 sind richtig
C. nur 1, 2, 3 und 4 sind richtig
D. nur 1, 3, 4 und 5 sind richtig
E. 1 - 5 = alle sind richtig

9.070 Welche Aussage trifft zu?

Bei Nachtarbeitern werden gehäuft beobachtet

1. Appetitlosigkeit

2. Schlafmangel
3. Hypertonie

A. nur 1 ist richtig
B. nur 1 und 2 sind richtig
C. nur 1 und 3 sind richtig
D. nur 2 und 3 sind richtig
E. 1 - 3 = alle sind richtig

9.071 Welche Aussage trifft zu?

Welche der folgenden Begriffe sind aus ergonomischer Sicht dem Begriff "Arbeitszeitelement" zuzuordnen?

1. Tag
2. Nacht
3. Ruhepausen
4. Urlaub
5. Arbeitszeit

A. nur 1 und 3 sind richtig
B. nur 1 und 5 sind richtig
C. nur 3 und 5 sind richtig
D. nur 1, 2, 3 und 5 sind richtig
E. 1 - 5 = alle sind richtig

9.072 Welche Aussage trifft zu?

Die $W_{170}$ (Leistung bei Herzschlagfrequenz 170/min.)

1. ist ein Maß für die Dauerleistungsfähigkeit
2. fällt bei Erwachsenen mit steigendem Lebensalter ab
3. dient zur Schätzung der maximal möglichen Sauerstoffaufnahme
4. ist durchschnittlich bei Frauen größer als bei Männern
5. wird durch körperliches Training erniedrigt

A. nur 2 ist richtig
B. nur 1 und 5 sind richtig
C. nur 2 und 3 sind richtig
D. nur 2 und 4 sind richtig
E. nur 1, 2 und 3 sind richtig

9.073 Welche Aussage trifft zu?

Der Erholungswert einer Pause

1. ist zeitbezogen
2. hängt von der Länge des vorangehenden Arbeitsabschnittes ab
3. hängt von der Häufigkeit der Pausen innerhalb einer Arbeitsschicht ab

A. nur 1 ist richtig
B. nur 2 ist richtig

C. nur 3 ist richtig
D. nur 2 und 3 sind richtig
E. 1 - 3 = alle sind richtig

9.074 Welche Aussage trifft zu?

Quantitative Anzeigevorrichtungen sollen benutzt werden, wenn die numerischen Werte abgelesen oder eingestellt werden müssen.
Die geringsten Informationsfehler und damit die geringste Unfallgefahr ergeben sich bei welcher der nachfolgend dargestellten Skalen?

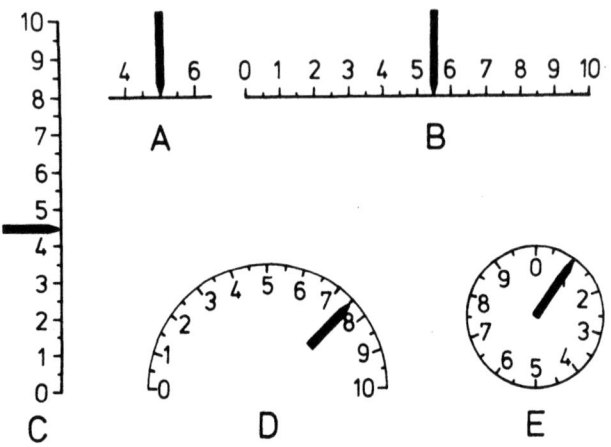

9.075 Welche Aussage trifft zu?

Die Vorgabezeit beim Zeitakkord orientiert sich aus ergonomischer Sicht an der

1. menschlichen Normalleistung
2. Rentabilität der Produktionsstätten
3. Verdienstmöglichkeit
4. Anlernzeit

A. nur 1 ist richtig
B. nur 4 ist richtig
C. nur 1 und 2 sind richtig
D. nur 1 und 3 sind richtig
E. nur 1 und 4 sind richtig

# 10. ARBEITSPSYCHOLOGIE

## AUFGABENTYP A

10.001 Welche Aussage trifft zu?

Mit fortschreitender Mechanisierung in unserer Industrie nimmt die Zahl der Arbeitsplätze zu, an welchen Fahr-, Steuer- und Überwachungstätigkeiten ausgeführt werden müssen. Welche Untersuchungsverfahren sind bei der Beurteilung der Eignung für diese Tätigkeiten von besonderer Bedeutung?

A. Lungenfunktions-Tests
B. Leberfunktions-Tests
C. Psychologische Testverfahren
D. Leistungstests für Herz und Kreislauf
E. Stoffwechsel-Verfahren

10.002 Welche Aussage trifft zu?

Bei welchen Tätigkeiten sind psychologische Testverfahren für die Beurteilung der Eignung von besonderer Bedeutung?

A. Wirtschafts-Manager
B. Parteipolitiker
C. Fahr-, Steuer- und Überwachungstätigkeiten
D. Lehrer an verschiedenen Schulen
E. Montage-Tätigkeit

10.003 Welche Aussage trifft zu?

Welche Untersuchungsverfahren sind bei der Beurteilung der Eignung für Steuer- und Überwachungstätigkeiten von besonderer Bedeutung?

A. Lungenfunktions-Tests
B. Psychologische Testverfahren
C. Belastungs-EKG
D. Geschicklichkeitstests
E. Prüfung des Allgemeinbildungsniveaus

10.004 Welche Aussage trifft nicht zu?

Persönlichkeitstests sollen relativ über dauernde Verhaltensweisen des Probanden, wie Introversion, emotionale Labilität, Aggressivität, Geselligkeit usw., aber auch die vorherrschende Stimmungslage, typische Befindens- und Reaktionsweisen in bestimmten Situationen und individuelle Motivationszusammenhänge erfassen. Hierzu gehören

A. Persönlichkeitsfragebogen
B. Beschwerdelisten

C. Stimmungs- und Befindlichkeitsskalen
D. objektive Persönlichkeitstests
E. Intelligenztests

AUFGABENTYP C

10.005 Bei pausenlosem Üben einer manuellen Fertigkeit (massiertem Lernen) ist die Lerngeschwindigkeit größer als beim Erlernen der gleichen Fähigkeit nach einem mit Pausen durchsetzten Übungsschema (verteiltem Lernen),

weil

mit der Zahl der Wiederholungen pro Zeiteinheit die Lerngeschwindigkeit besonders in der Anfangsphase des Anlernens steigt.

## AUFGABENTYP D

10.006 Welche Aussage trifft zu?

Zu den Aufgaben der praktischen Arbeitspsychologie gehören die

1. Durchführung von Intelligenzprüfungen
2. Bereitstellung von Verfahren zur Personalauslese
3. Beurteilung der Arbeitsplatzsituation hinsichtlich gesundheitsgefährlicher Arbeitsstoffe
4. Beschreibung von Anforderungsprofilen
5. Beurteilung von Berufskrankheiten

A. nur 1 ist richtig
B. nur 1 und 2 sind richtig
C. nur 2 und 4 sind richtig
D. nur 1, 2 und 4 sind richtig
E. 1 - 5 = alle sind richtig

10.007 Welche Aussage trifft zu?

Zu den Tests, die Begabungen und Fertigkeiten, d.h. relativ konstante Leistungsdispositionen der Persönlichkeit prüfen, gehören

1. Intelligenztest
2. Geschicklichkeitstest
3. REFA-Untersuchungen
4. Schuleignungstests
5. Tests für spezielle berufliche Fähigkeiten

A. nur 1 ist richtig
B. nur 1 und 2 sind richtig
C. nur 1 und 4 sind richtig
D. nur 2, 3 und 5 sind richtig
E. 1 - 5 = alle sind richtig

10.008 Welche Aussage trifft zu?

Für die Ermüdung durch berufliche Tätigkeit sind folgende Symptome charakteristisch:

1. negative Beeinflussung des Zusammenspiels von Funktionen
2. reversible Leistungs- und Funktionsminderung
3. vermindertes Anstrengungsgefühl
4. abnehmende Arbeitsfreudigkeit
5. Störungen des Funktionsgefüges der Persönlichkeit

A. nur 1, 2 und 4 sind richtig
B. nur 2, 3 und 5 sind richtig
C. nur 1, 2, 3 und 4 sind richtig
D. nur 1, 2, 4 und 5 sind richtig
E. nur 2, 3, 4 und 5 sind richtig

10.009 Welche Aussage trifft zu?

Die optimale Verteilung von Aufgaben auf Menschen bzw. die Maschine erfolgt aufgrund verschiedener Merkmale dieser "Systeme". Worin liegen die besonderen Vorteile der Maschine gegenüber dem Menschen?

1. in der erreichbaren Geschwindigkeit und Leistung
2. in der Eingangsempfindlichkeit von Signalen
3. in der Konstanz des Zeitverhaltens
4. in der Komplexität der Verrichtung

A. nur 1, 2 und 3 sind richtig
B. nur 1 ist richtig
C. nur 1, 3 und 4 sind richtig
D. nur 1 und 4 sind richtig
E. 1 - 4 = alle sind richtig

10.010 Welche Aussage trifft zu?

Zu den Fähigkeitstests, die Begabungen und Fertigkeiten, d.h. relativ konstante Leistungsdispositionen der Persönlichkeit prüfen, gehören

1. Intelligenztests
2. Tests für spezielle berufliche Fähigkeiten
3. Schultests
4. Entwicklungstests

A. nur 2 ist richtig
B. nur 1 und 2 sind richtig
C. nur 1, 2 und 3 sind richtig
D. nur 1, 3 und 4 sind richtig
E. 1 - 4 = alle sind richtig

10.011 Welche Aussage trifft zu?

Für den Unfallschutz am Arbeitsplatz ist die rechtzeitige Wahrnehmung von Warnsignalen eine wesentliche Bedingung. Als Wahrnehmungskomponente ist von arbeitspsychologischem Interesse

1. der rezeptorische Prozeß
2. der symbolische Prozeß
3. der affektive Prozeß

A. keine der Aussagen trifft zu
B. nur 1 ist richtig
C. nur 2 ist richtig
D. nur 3 ist richtig
E. 1 - 3 = alle sind richtig

## 11. ARBEITSPLATZ UND UMGEBUNGSEINFLÜSSE

### AUFGABENTYP A

11.001 Welche Aussage trifft zu?

Bei der Ermittlung der Normal-Effektiv-Temperatur (NET) werden folgende Klimagrößen berücksichtigt:
A. Trockentemperatur und Strahlungswärme
B. Trockentemperatur, Feuchttemperatur und Windgeschwindigkeit
C. Trockenlufttemperatur und Luftfeuchtigkeit
D. Luftfeuchtigkeit und Globetemperatur
E. Windgeschwindigkeit und Strahlenwärme

11.002 Welche Aussage trifft zu?

Getrennte Umkleideräume (schwarz/weiß) mit dazwischengeschalteter Waschanlage sind vorgeschrieben
A. bei Beschäftigung von mehr als 15 Jugendlichen
B. beim Umgang mit gewerblichen Giften, wie z.B. Blei
C. im Bergbau
D. bei der Herstellung von Lebensmitteln
E. in Betrieben mit Wechselschicht

11.003 Welche Aussage trifft zu?

Bei welcher Beleuchtungsstärke liegt der optimale Bereich der blendungsfreien Raumbeleuchtungsstärke?
A. bei  400 -  800 Lux
B. bei  800 - 1200 Lux
C. bei 1200 - 1400 Lux
D. bei 1400 - 1800 Lux
E. über 2000 Lux

11.004 Welche Aussage trifft zu?

Unter minimalem Luftwechsel versteht man
A. den Luftwechsel durch Fensterfugen, Türritzen und Wände
B. den Luftwechsel, der für die Raumbenutzer unter Grundumsatzbedingungen ausreicht
C. einen einmaligen Luftwechsel am Tag
D. einen einmaligen Luftwechsel pro Stunde
E. den dreimaligen Luftwechsel pro Stunde

11.005 Welche Aussage trifft zu?

Die Effektivtemperatur nach Yagliou et al. ist

A. die Temperatur, die bei verschiedenen Feuchtigkeitsgraden und Luftgeschwindigkeiten die gleiche Wärmeempfindung auslöst
B. die Temperatur, die unter Berücksichtigung der strahlenden Wärme und der Luftgeschwindigkeit die gleiche Wärmeempfindung auslöst
C. die Temperatur, die bei verschiedenen Feuchtigkeitsgraden und Luftgeschwindigkeiten optimale Leistung ermöglicht
D. die Temperatur, die unter Berücksichtigung aller Raumklimaparameter optimale Leistungen ermöglicht
E. die Temperatur, die unter Berücksichtigung sämtlicher Raumklimafaktoren Behaglichkeitsempfindung auslöst

11.006 Welche Aussage trifft zu?

Klarglasfenster sind für die Wärmestrahlung der Sonne durchlässig; bei entsprechendem Sonnenstand kann daher die Raumtemperatur in Arbeitsräumen weit über den Behaglichkeitsbereich ansteigen. Dies kann man am besten verhindern mit

A. vermindert lichtdurchlässigen Vorhängen
B. außen angebrachten Lamellenstoren
C. innen angebrachten Lamellenstoren
D. Reflexionsglasfenstern
E. Absorptionsglasfenstern

11.007 Welche Aussage trifft zu?

Als einfacher Parameter zur Feststellung des Lüftungsbedarfs von Räumen, in denen sich Menschen aufhalten, gilt

A. $CO_2$-Konzentration
B. $O_2$-Konzentration
C. $N_2$-Konzentration
D. relative Feuchte
E. absolute Feuchte

11.008 Welche Aussage trifft <u>nicht</u> zu?

Arbeitsräume müssen in der Regel Tageslicht erhalten und eine Sichtverbindung nach außen haben. Die Tageslichtbeleuchtung hängt u.a. ab von

A. der Beleuchtungsstärke im Freien
B. der Höhe des Fenstersturzes
C. der Höhe des Raumes

D. dem Verhältnis der Fensterfläche zur Bodenfläche
E. dem Reinigungsgrad der Fenster

11.009 Welche Aussage trifft nicht zu?
Bei künstlicher Beleuchtung von Arbeitsräumen ist zu fordern,
A. daß sich im Gesichtsfeld kein Leuchtkörper befindet
B. daß zwischen Arbeitsplatz- und Raumbeleuchtung kein zu großer Unterschied besteht
C. daß der beträchtlich erhöhte Lichtbedarf alternder Menschen berücksichtigt wird
D. daß die Stärke der Arbeitsplatzbeleuchtung wegen Blendgefahr nicht über 250 Lux liegt
E. daß stroboskopische Effekte durch Leuchtstofflampen vermieden werden

11.010 Welche Aussage trifft nicht zu?
Jede Art von Blendung wirkt sich ungünstig auf die visuellen Leistungen aus. Zwecks Vermeidung von Blendung
A. dürfen die Leuchtdichteunterschiede im Gesichtsfeld nicht zu groß sein
B. darf sich im Gesichtsfeld kein Leuchtkörper befinden
C. darf die Stärke der Arbeitsplatzbeleuchtung nicht über 250 Lux liegen
D. dürfen sich im Gesichtsfeld keine reflektierenden Flächen befinden
E. müssen sichtbare Leuchtkörper eine geringe Leuchtdichte haben

## AUFGABENTYP B

Ordnen Sie bitte den Begriffen in Liste 1 die jeweils zutreffendste Erläuterung in Liste 2 zu

Liste 1

11.011 Normaleffektivtemperatur

11.012 Basiseffektivtemperatur

Liste 2

A. Messung von Lufttemperatur und Luftfeuchtigkeit
B. Intensität der Wärmestrahlung
C. es werden weder wärmere noch kühlere Bedingungen erwünscht
D. Klimasummenmaß für Personen mit Straßenbekleidung
E. Klimasummenmaß für Personen mit unbekleidetem Oberkörper

A U F G A B E N T Y P  C

11.013 Arbeitsplätze älterer Menschen sind intensiver zu beleuchten als Arbeitsplätze jüngerer Menschen,

weil

durch intensivere Beleuchtung die sich mit zunehmendem Lebensalter infolge einer Linsenopazität einstellende Kontrastarmut des Netzhautbildes in gewissem Umfange ausgeglichen werden kann.

11.014 Bei einem tageslichtbeleuchteten Arbeitsraum soll der Sturz eines Fensters mindestens 30 cm unterhalb der Decke liegen,

weil

eine direkte Blendung am Arbeitsplatz vermieden werden muß.

11.015 Wird myopen Patienten, die an rotlicht-beleuchteten Arbeitsplätzen tätig sind, eine Korrekturbrille verordnet, so sollte deren Anpassung auch bei Rotlicht erfolgen,

weil

Licht mit Überwiegen der Rotanteile eine gewisse Kurzsichtigkeit bewirkt.

11.016 Bei kontinuierlicher Hitzearbeit ist unter normalen Ernährungsbedingungen eine regelmäßige zusätzliche Natriumbicarbonatversorgung des Arbeitnehmers erforderlich,

weil

die Schweißproduktion bei Hitzearbeit nach Hitzeakklimatisation erheblich zunehmen kann.

11.017 An Arbeitsplätzen mit hoher akustischer Belastung haben tiefe Töne eine besonders gute Informationswirkung,

weil

bei der Lärmschwerhörigkeit die tiefen Anteile des hörbaren Frequenzspektrums weniger betroffen sind.

11.018 Für manche Arbeitsaufgaben kann eine völlig indirekte Beleuchtung ohne Schattengebung ungünstig sein,

<u>weil</u>
bei fehlenden Schatten künstliche Beleuchtungsquellen stets mit starker Blendwirkung verbunden sind.

## AUFGABENTYP D

11.019 Welche Aussage trifft zu?

Arbeitsräume müssen in der Regel Tageslicht erhalten und eine Sichtverbindung nach außen haben. Die Tageslichtbeleuchtung hängt u.a. ab von

1. der Beleuchtungsstärke im Freien
2. dem Reinigungsgrad der Fenster
3. der Höhe des Fenstersturzes
4. dem Verhältnis der Fensterfläche zur Bodenfläche

A. nur 1 ist richtig
B. nur 1 und 2 sind richtig
C. nur 2 und 4 sind richtig
D. nur 1, 2 und 4 sind richtig
E. 1 - 4 = alle sind richtig

11.020 Welche Aussage trifft zu?

Bei der ergonomischen Arbeitsplatzgestaltung sind folgende Kriterien von Bedeutung:

1. anthropometrische
2. physiologische
3. psychologische
4. informationstechnische
5. organisatorische
6. sicherheitstechnische

A. nur 1, 2 und 3 sind richtig
B. nur 2, 3 und 6 sind richtig
C. nur 1, 2, 4 und 6 sind richtig
D. nur 2, 3, 5 und 6 sind richtig
E. 1 - 6 = alle sind richtig

11.021 Welche Aussage trifft zu?

Der A-bewertete Schallpegel dB(A) wird bei Lärmmessungen im Arbeitsbereich verwendet, weil

1. damit die Frequenzabhängigkeit der menschlichen Hörempfindung berücksichtigt wird
2. die Meßdauer wesentlich abgekürzt werden kann
3. Lärmspitzen besser erfaßt werden

A. keine der Aussagen trifft zu
B. nur 1 ist richtig
C. nur 1 und 2 sind richtig
D. nur 2 und 3 sind richtig
E. 1 - 3 = alle sind richtig

11.022 Welche Aussage trifft zu?

Die subjektive klimatische Behaglichkeit des Menschen hängt ab von der

1. Lufttemperatur
2. Luftfeuchtigkeit
3. Luftbewegung
4. Wärmestrahlung
5. körperlichen Arbeit

A. nur 1 und 5 sind richtig
B. nur 2 und 4 sind richtig
C. nur 1, 3 und 4 sind richtig
D. nur 1, 2, 4 und 5 sind richtig
E. 1 - 5 = alle sind richtig

11.023 Welche Aussage trifft zu?

Zu den extraauralen Reaktionen auf Lärm gehören

1. Aktivierung der Formatio reticularis
2. Veränderung des Blutdruckes
3. Veränderung der Muskelaktivität
4. Veränderungen der Atemfrequenz
5. Veränderungen der Magen-Darmmotilität

A. nur 1, 3 und 5 sind richtig
B. nur 2, 4 und 5 sind richtig
C. nur 1, 2, 3 und 4 sind richtig
D. nur 2, 3, 4 und 5 sind richtig
E. 1 - 5 = alle sind richtig

## 12. GRUNDLAGEN DES ARBEITSSCHUTZES

### AUFGABENTYP A

**12.001** Welche Aussage trifft zu?

Besteht bei einem Erwerbstätigen ein zerebrales Anfallsleiden, das therapeutisch gut eingestellt ist, sollten vom Betriebsarzt Bedenken geäußert werden gegen

A. Einsatz an sogenannten geschützten Arbeitsplätzen
B. eine Beschäftigung an staubigen Arbeitsplätzen
C. eine Beschäftigung an Bildschirmarbeitsplätzen
D. eine Beschäftigung an sogenannten monotonen Arbeitsplätzen
E. Tätigkeit mit Wechselschicht

**12.002** Welche Aussage trifft zu?

Ein MAK-Wert ist die

A. verbindliche Grenzkonzentration, bei deren Überschreitung bei 8-stündiger Einwirkung mit Gesundheitsschäden zu rechnen ist
B. Konzentration, durch die nach dem Stande der Kenntnisse bei langjähriger, täglich 8-stündiger Einwirkung im allgemeinen die Gesundheit der Beschäftigten nicht beeinträchtigt wird
C. nicht gesundheitsgefährliche Richtkonzentration der in der Luft des Arbeitsplatzes vorhandenen Schadstoffgemische
D. Konzentration von Schadstoffen, die auch kurzfristig nicht überschritten werden darf
E. Keine der Aussagen trifft zu

**12.003** Welche Aussage trifft zu?

Welche Methode ist anzuwenden, wenn man einen Arbeitsplatz in der Asbestindustrie staubhygienisch beurteilen soll?

A. Messung der Gesamtstaubkonzentration in der Abluft
B. Messung der Asbestfeinstaubkonzentration im Atembereich des Arbeitnehmers
C. Analyse des abgelagerten Staubes, z.B. auf Schränken
D. Bestimmung des Asbestfeinstaubanteiles des Arbeitsstoffes
E. Bestimmung der Asbeststaubmenge, die sich

auf einer während einer ganzen Arbeitsschicht
getragenen Staubmaske abgeschieden hat

12.004 Welche Aussage trifft zu?

Die sichersten Informationen für die Aufstellung
von MAK-Werten bieten

A. tierexperimentell-toxikologische Prüfungen
   der Schadstoffe
B. Querschnittsuntersuchungen bei exponierten
   Beschäftigten
C. epidemiologische Längsschnittuntersuchungen
   bei exponierten Beschäftigten
D. laufende Überwachungsuntersuchungen der Exponierten in Verbindung mit regelmäßigen
   Konzentrationsmessungen
E. Dauerregistrierung der Schadstoffkonzentrationen am Arbeitsplatz

12.005 Welche Aussage trifft zu?

Gasfiltermasken

A. schützen nur gegen bestimmte Giftgase
B. müssen bei Grubenbränden und nach Schlagwetterexplosionen im Bergbau vom Rettungspersonal getragen werden
C. sind bei Arbeiten - auch Rettungsarbeiten -
   in Klärgruben ($H_2S$) und Silos ($CO_2$) verwendbar
D. sind auch bei erniedrigtem $O_2$-Partialdruck
   (unter 17 Vol.%) verwendbar
E. Keine Aussage trifft zu

12.006 Welche Aussage trifft zu?

Bei einem 18jährigen adipösen Mann mit Diabetes
mellitus werden im Rahmen einer betrieblichen
Eignungsuntersuchung die blutchemischen Parameter wie bei einer Fettleber verändert gefunden. Für den vorgesehenen beruflichen Umgang mit Vinylchlorid bei der PVC-Herstellung
liegt bei ihm vor

A. eine uneingeschränkte Eignung
B. eine bedingte Eignung
C. eine befristete Eignung
D. eine dauernde Nichteignung
E. ein Beschäftigungsverbot nach dem Jugendschutzgesetz

12.007 Welche Aussage trifft zu?

Zur Vermeidung von Skalpierungsverletzungen ist
der Arbeiter an einer rasch rotierenden Maschine verpflichtet

A. die Haare kurz geschnitten zu tragen
B. das zur Verfügung gestellte Haarnetz zu benutzen
C. individuelle Schutzvorrichtungen an der Maschine anzubringen
D. eine erhöhte Risikoprämie an die Unfallversicherung zu zahlen
E. einen weniger gefährlichen Arbeitsplatz zu übernehmen

12.008 Welche Aussage trifft zu?

Die von der Senatskommission zur Prüfung gesundheitsschädlicher Arbeitsstoffe aufgestellten MAK-Werte sind

A. eine Grundlage zur Beurteilung der Bedenklichkeit oder Unbedenklichkeit von am Arbeitsplatz vorhandenen Konzentrationen gesundheitsschädlicher Arbeitsstoffe
B. Konstanten zur Errechnung einer möglichen Gesundheitsgefährdung bei längerer im Vergleich zu kürzerer Einwirkungszeit
C. Urteilsgrundlage für eine evtl. Schädigung im Einzelfall
D. konstante Umrechnungsfaktoren zur Erkennung einer möglichen Gesundheitsgefährdung durch Verunreinigung der freien Atmosphäre, z.B. in der Nachbarschaft von Industrieunternehmen
E. Konstanten zur vergleichenden Wertung der Gefährlichkeit verschiedener Arbeitsstoffe

12.009 Welche Aussage trifft zu?

Zur Durchführung gesetzlich vorgeschriebener Überwachungsuntersuchungen (Bleiexposition, Quarzexposition u.a.) bedarf es einer Ermächtigung. Diese erteilt

A. das Gewerbeaufsichtsamt
B. das Gesundheitsamt
C. der Staatliche Gewerbearzt
D. die zuständige Berufsgenossenschaft
E. die Arbeitsverwaltung

12.010 Welche Aussage trifft zu?

Hinreichend oft wiederholte personenbezogene Feinstaubmessungen in einem Granitsteinbruch haben im Mittel 2,0 mg/m$^3$ bei 25 Gew.-% Schadstoffanteil (Quarz) ergeben.
Wie sind diese Staubmaßergebnisse unter Zugrundelegung des MAK-Wertes für Quarz-Feinstaub von 0,15 mg/m$^3$ ärztlicherseits zu beurteilen und welche Maßnahmen sind zu fordern?

A. Arbeitsplatz ungefährlich; Vorsorgemaßnahmen nicht erforderlich
B. MAK-Wert sicher unterschritten; ärztliche Maßnahmen zur Silikoseverhütung nicht erforderlich
C. Maßergebnisse im Unsicherheitsbereich; technischer Staubschutz ausreichend
D. MAK-Wert gering überschritten; vor Einleitung von Vorsorgemaßnahmen zunächst noch mehrfache Kontrollmessungen
E. MAK-Wert sicher überschritten; technische und arbeitsmedizinische Maßnahmen zur Silikoseverhütung dringend notwendig

12.011 Welche Aussage trifft zu?

Die Kosten für spezielle arbeitsmedizinische Vorsorgeuntersuchungen, beispielsweise nach der Verordnung über gefährliche Arbeitsstoffe, werden getragen von der/dem

A. Berufsgenossenschaft
B. Krankenkasse
C. Arbeitgeber
D. Bundesanstalt für Arbeitsschutz und Unfallforschung
E. Gewerbeaufsichtsamt

12.012 Welche Aussage trifft zu?

Die adäquate Schadstoffkonzentrationsangabe für den Gesundheitsschutz des arbeitenden Menschen ist

A. MAK = maximale Arbeitsplatzkonzentration
B. MEK = maximale Emissionskonzentration
C. MIK = maximale Immissionskonzentration
D. MOK = maximale Organkonzentration
E. MSK = maximale Schadstoffkonzentration

12.013 Welche Aussage trifft zu?

Arbeitsmedizinische Vorsorgeuntersuchungen nach bestimmten berufsgenossenschaftlichen Grundsätzen dürfen durchgeführt werden von

A. Arzt für Arbeitsmedizin
B. approbierter Arzt
C. ermächtigter Arzt
D. Werksarzt
E. Betriebsarzt

12.014 Welche Aussage trifft nicht zu?

Die Höhe der Technischen Richtkonzentration (TRK) eines gefährlichen Arbeitsstoffes orientiert sich

A. an den analytischen Möglichkeiten zur Bestimmung des betreffenden Schadstoffes
B. am technischen Stand der verfahrenstechnischen Möglichkeiten
C. am technischen Stand der lüftungstechnischen Möglichkeiten
D. an den Wirkungsgrenzdosen bzw. -konzentrationen im Tierexperiment
E. an vorliegenden arbeitsmedizinischen Erfahrungen

12.015 Welche Aussage trifft nicht zu?

Zu den allgemeinen Regeln des Arbeitsschutzes gehört der Ersatz schädlicher Arbeitsstoffe durch unschädliche oder weniger gefährliche Stoffe. Beispiele hierfür sind:

A. Verwendung von Titandioxid anstelle von Bleiweiß für Farben
B. Verwendung von Schleifscheiben aus Carborund oder Korund anstelle von Sandsteinmaterial
C. Verwendung von Benzol anstelle von Toluol oder Xylol als Lösemittel
D. Verwendung von Steinwolle oder Glaswolle anstelle von Asbest für Isolierungszwecke
E. Verwendung von Stahlkies anstelle von Quarzsand bei Gußputzen

12.016 Welche Aussage trifft nicht zu?

Im Rahmen der berufsgenossenschaftlichen Grundsätze für arbeitsmedizinische Vorsorgeuntersuchungen bei Gehörsgefährdung durch Lärm sind folgende Ergänzungsuntersuchungen indiziert:

A. Audiometrie für Luft- und Knochenleitung
B. Weber-Test
C. Rinne-Test
D. SISI-Test
E. otoskopische Untersuchung

12.017 Welche Aussage trifft nicht zu?

Die MAK-Liste (maximale Arbeitsplatzkonzentration) der Deutschen Forschungsgemeinschaft enthält

A. Konzentrationsangaben für krebserzeugende Arbeitsstoffe
B. Konzentrationsangaben für reine Arbeitsstoffe (Stäube, Gase, Dämpfe)
C. technische Richtwerte für Arbeitsstoffe
D. Hinweise auf gesundheitsschädliche Arbeitsstoffe, die durch die Haut resorbiert werden
E. Hinweise auf in besonderem Maße sensibilisierende Arbeitsstoffe

## AUFGABENTYP B

Die folgenden abgekürzten arbeitshygienischen Begriffe sind mit den anschließend gegebenen Definitionen zu koordinieren:

Liste 1

12.018 MAK-Wert

12.019 MOK-Wert

Liste 2

A. Schwellenwert eines schädlichen Arbeitsstoffes als Luftverunreinigung für Anlieger bei 24stündiger Belastung
B. in Blut, Harn, Haar und Atemluft maximal zulässige Schadstoffmenge
C. Höchstkonzentration eines Gases oder Schwebestoffes der aus Schornsteinen usw. austreten darf
D. Höchstzulässige Konzentration eines inhalierbaren Arbeitsstoffes, bezogen auf 8-stündigen Arbeitstag
E. Schwellenwert eines schädlichen Arbeitsstoffes als Luftverunreinigung für Anlieger bei halbstündiger Stoßbelastung

Ordnen Sie den einzelnen Vorsorgeuntersuchungen (Liste 1) die Kostenträger (Liste 2) zu.

Liste 1

12.020 Untersuchungen nach dem Jugendarbeitsschutzgesetz

12.021 Arbeitsmedizinische Vorsorgeuntersuchungen

Liste 2

A. Länder
B. Bund
C. Gesetzliche Krankenversicherungen
D. Gesundheitsämter
E. Arbeitgeber

Ordnen Sie bitte jedem der in Liste 1 genannten Stoffe den für ihn geltenden MAK-Wert (Liste 2) zu.

Liste 1

12.022 Kohlenmonoxid

12.023 Kohlendioxid

12.024 Stickstoffdioxid

Liste 2

A. 5 000 ppm
B.   500 ppm
C.    50 ppm
D.     5 ppm
E.   0,5 ppm

## AUFGABENTYP C

12.025 Bei einem unter Lärmeinwirkung von 80 dB(A) beschäftigten Versicherten muß laut Unfallverhütungsvorschrift "Lärm" die erste Überwachungsuntersuchung 1 Jahr nach Beschäftigungsbeginn erfolgen,

weil

durch die Überwachungsuntersuchung nach 1 Jahr eine erhöhte individuelle Lärmempfindlichkeit des Hörorgans frühzeitig erkannt werden kann.

12.026 Die Motivierung der Beschäftigten zu einem sicherheitsbewußten Verhalten ist eine wichtige Aufgabe des Betriebsarztes,

weil

für fast 10 % der Arbeitsunfälle persönliche Ursachen verantwortlich zu machen sind.

12.027 In der MAK-Liste der Deutschen Forschungsgemeinschaft sind keine MAK-Werte für gesichert humankanzerogene Arbeitsstoffe aufgeführt,

weil

die Verwendung humankanzerogener Arbeitsstoffe verboten ist.

12.028 Bergleute können aufgrund der Unfallverhütungsvorschriften zum Tragen von Staubfiltermasken verpflichtet werden,

weil

durch Tragen von Staubfiltermasken die Entstehung von Pneumokoniosen verhütet werden kann.

12.029 Bei Gefahr gehörschädlicher Lärmeinwirkung über die Knochenleitung müssen Gehörschutzkapseln getragen werden,

weil

Gehörschutzkapseln im Gegensatz zu Gehörgangsstöpseln auch die Knochenleitung dämmen.

12.030 In der MAK-Wert-Liste werden bestimmte gefährliche Arbeitsstoffe mit der Zusatzbezeichnung H versehen,

weil

beim Umgang mit Arbeitsstoffen, die in der MAK-Wert-Liste mit H gekennzeichnet sind, möglicherweise Hautreizungen auftreten.

12.031 Beim Umgang mit gefährlichen Arbeitsstoffen entbindet die Einhaltung des MAK-Wertes nicht von der Notwendigkeit zur ärztlichen Untersuchung,

<u>weil</u>

gesundheitliche Schäden auch bei atmosphärischen Schadstoffkonzentrationen unterhalb des MAK-Wertes beobachtet werden können.

12.032 Die MAK-Liste (maximale Arbeitsplatzkonzentration) der Deutschen Forschungsgemeinschaft enthält keine Konzentrationsangaben für krebserzeugende Arbeitsstoffe,

<u>weil</u>

für krebserzeugende Arbeitsstoffe bis heute keine noch als unbedenklich anzusehende Konzentration angegeben werden kann.

AUFGABENTYP D

12.033 Welche Aussage trifft zu?

Zur ärztlichen Beurteilung der Gesundheitsgefahren durch Einatmen von Staub am Arbeitsplatz dienen Angaben über die

1. Korngröße und Kornform
2. chemische Zusammensetzung
3. MAK-Werte
4. Hautresorption
5. Expositionsdauer

A. nur 3 ist richtig
B. nur 1, 2 und 5 sind richtig
C. nur 2, 3 und 4 sind richtig
D. nur 1, 2, 3 und 5 sind richtig
E. 1 - 5 = alle sind richtig

12.034 Welche Aussage trifft zu?

Zur Vermeidung von Verletzungen an rasch rotierenden Maschinen ist der Arbeiter verpflichtet,

1. eng anliegende Kleidung zu tragen
2. die Haare kurz geschnitten zu halten
3. die vorhandenen Schutzvorrichtungen an der Maschine zu benutzen
4. zusätzliche Erholungspausen einzulegen
5. am Arbeitsplatz generell nicht zu rauchen

A. nur 1 und 2 sind richtig
B. nur 1 und 3 sind richtig
C. nur 1, 2 und 3 sind richtig
D. nur 3, 4 und 5 sind richtig
E. 1 - 5 = alle sind richtig

12.035 Welche Aussage trifft zu?

Der Umfang arbeitsmedizinischer Vorsorgeuntersuchungen wird bestimmt

1. durch die berufsgenossenschaftlichen Grundsätze über arbeitsmedizinische Vorsorgeuntersuchungen
2. durch das Arbeitssicherheitsgesetz
3. durch die maximalen Arbeitsplatzkonzentrationen (MAK-Werte) der im Arbeitsbereich auftretenden Schadstoffe
4. durch die Verordnung über gefährliche Arbeitsstoffe
5. durch das Mutterschutzgesetz
6. durch die Reichsversicherungsordnung

A. nur 1 und 2 sind richtig
B. nur 1 und 4 sind richtig

C. nur 3 und 4 sind richtig
D. nur 1, 4 und 5 sind richtig
E. nur 2, 4 und 5 sind richtig

12.036 Welche Aussage trifft zu?

Arbeitsmedizinische Vorsorgeuntersuchungen nach berufsgenossenschaftlichen Grundsätzen erstrekken sich auf Versicherte, die am Arbeitsplatz

1. Schadstoffen wie Quarz, Asbest, Blei, Kohlenmonoxid, Trichloräthylen ausgesetzt sind
2. Schadstoffgruppen wie Bleialkylen, Allergenen, chemisch-irritativen Stoffen ausgesetzt sind
3. gefährdenden Einwirkungen wie Lärm, Kälte, Laser-Strahlen ausgesetzt sind
4. Fahr-, Steuer- und Überwachungstätigkeiten zu verrichten haben
5. Tätigkeiten unter Atemschutzgeräten zu verrichten haben

A. nur 1 und 2 sind richtig
B. nur 1 und 3 sind richtig
C. nur 1, 2 und 3 sind richtig
D. nur 3, 4 und 5 sind richtig
E. 1 - 5 = alle sind richtig

12.037 Welche Aussage trifft zu?

Als spezielle Vorsorgeuntersuchungen zur Feststellung der physischen und/oder psychischen Eignung eines Arbeitnehmers für Tätigkeiten an einem gefährdenden Arbeitsplatz kommen im Rahmen des Unfallversicherungsschutzes in Betracht:

1. die schulärztliche Untersuchung in der Abschlußklasse
2. die sog. Eignungsuntersuchung vor Aufnahme der Tätigkeit an dem gefährdenden Arbeitsplatz
3. die sog. Überwachungsuntersuchung in wiederkehrenden Zeitabständen im weiteren Verlauf dieser Tätigkeit
4. die Röntgen-Reihenuntersuchung durch das Gesundheitsamt
5. die Krebsfrüherkennungsuntersuchung im Rahmen der Krankenversicherung

A. nur 2 ist richtig
B. nur 3 ist richtig
C. nur 2 und 3 sind richtig
D. nur 2 und 4 sind richtig
E. nur 1, 4 und 5 sind richtig

12.038 Welche Aussage trifft zu?

Arbeitsmedizinische Vorsorgeuntersuchungen nach berufsgenossenschaftlichen Grundsätzen umfassen

1. eine Arbeitsplatzbesichtigung
2. die Messung der Schadstoffe am Arbeitsplatz
3. die Befunderhebung anhand anamnestischer Angaben, allgemeiner und spezieller Untersuchungen
4. eine ergonomische Analyse der gefährdenden Tätigkeit
5. die Anwendung arbeitsmedizinischer Nichteignungskriterien auf das erzielte Untersuchungsergebnis

A. nur 1 und 3 sind richtig
B. nur 2 und 3 sind richtig
C. nur 3 und 5 sind richtig
D. nur 4 und 5 sind richtig
E. 1 - 5 = alle sind richtig

12.039 Welche Aussage trifft zu?

Unter den Begriff "persönliche Schallschutzmittel" fallen

1. Gehörgangsstöpsel
2. Gehörschutzkapseln mit Mikrophoneinbau
3. Gehörschutzkapseln ohne Mikrophoneinbau
4. Schallschutzhelme in Verbindung mit Kapseln
5. Schallschutzanzüge

A. nur 1 und 2 sind richtig
B. nur 1 und 3 sind richtig
C. nur 2 und 5 sind richtig
D. nur 3 und 5 sind richtig
E. 1 - 5 = alle sind richtig

12.040 Welche Aussage trifft zu?

Nach der Unfallverhütungsvorschrift "Lärm" ist der Versicherte verpflichtet bei Einwirkung eines Schallpegels von 90 db(A) und mehr persönliche Schallschutzmittel zu benutzen.
Hierzu gehören

1. Gehörschutzkapseln mit eingebautem Mikrophon
2. Gehörgangsstöpsel aus Glasfaserwatte
3. Gehörgangsstöpsel (durchbohrt) aus Silikon-Kautschuk
4. Schallschutzanzüge

A. nur 2 und 3 sind richtig
B. nur 2 und 4 sind richtig
C. nur 3 und 4 sind richtig
D. nur 1, 3 und 4 sind richtig
E. 1 - 4 = alle sind richtig

12.041 Welche Aussage trifft zu?

Maximale Arbeitsplatzkonzentrationen

1. orientieren sich an den technischen Gegebenheiten
2. werden wissenschaftlich begründet
3. gelten nicht für Arbeitsstoffgemische
4. gelten nicht für radioaktive Stoffe

A. nur 1 ist richtig
B. nur 2 ist richtig
C. nur 1 und 4 sind richtig
D. nur 2 und 3 sind richtig
E. nur 2, 3 und 4 sind richtig

12.042 Welche Aussage trifft zu?

Erwerbstätige mit einer chronischen Glomerulonephritis sollten an ihren Arbeitsplätzen folgende Expositionsverhältnisse nicht antreffen:

1. Lösemitteldämpfe
2. Cadmiumstaub
3. Kälte, Nässe, Zugluft
4. Chromatstaub
5. Schwefelwasserstoff

A. nur 1, 2 und 3 sind richtig
B. nur 1, 3 und 4 sind richtig
C. nur 1, 3 und 5 sind richtig
D. nur 2, 3 und 4 sind richtig
E. nur 1, 2, 4 und 5 sind richtig

12.043 Welche Aussage trifft zu?

Technische Richtkonzentrationen

1. orientieren sich an den technischen Gegebenheiten
2. werden wissenschaftlich begründet
3. gelten nur für Arbeitsstoffgemische
4. gelten nur für radioaktive Stoffe

A. Keine der Aussagen 1 - 4 ist richtig
B. nur 1 ist richtig
C. nur 2 ist richtig
D. nur 1 und 3 sind richtig
E. nur 1 und 4 sind richtig

## 13. ORGANISATION UND AUFGABEN

### AUFGABENTYP A

13.001 Welche Aussage trifft zu?

Der Betriebsarzt untersteht dem Betriebsleiter oder dessen Vertreter in der Betriebsleitung unmittelbar. In seiner ärztlichen Tätigkeit ist er verantwortlich

A. diesem unmittelbaren Vorgesetzten
B. dem Betriebsrat
C. dem Staatlichen Gewerbearzt
D. dem Gesundheitsamt
E. nur seinem ärztlichen Gewissen

13.002 Welche Aussage trifft zu?

Die Aufwendungen der Berufsgenossenschaft werden gedeckt durch

A. Beiträge der Arbeitnehmer (Versicherten)
B. Beiträge der Arbeitgeber (Mitglieder)
C. je zur Hälfte durch Beiträge der Arbeitgeber und Arbeitnehmer
D. Beiträge der Arbeitgeber und Subventionen durch den Staat
E. Krankenversicherungen

13.003 Welche Aussage trifft zu?

Für die Anstellung eines Betriebsarztes nach dem Arbeitssicherheitsgesetz ist zuständig

A. der Staatliche Gewerbearzt
B. die Staatliche Gewerbeaufsicht
C. das Gesundheitsamt
D. die Berufsgenossenschaft
E. der Arbeitgeber

13.004 Welche Aussage trifft zu?

Die 36 gewerblichen Berufsgenossenschaften sind

A. Rentenversicherungsorganisationen für die in der gewerblichen Wirtschaft Beschäftigten
B. Krankenversicherungsorganisationen für die in der gewerblichen Wirtschaft Beschäftigten
C. paritätisch besetzte Organisationen für die berufliche Ausbildung in der gewerblichen Wirtschaft
D. tarifpolitische Organisationen der Arbeitgeber als Pendant zu den Gewerkschaften
E. Träger der gesetzlichen Unfallversicherung

13.005 Welche Aussage trifft zu?

Unfallverhütungsvorschriften werden erlassen von

A. Bundesministerium für Arbeit und Sozialordnung
B. Bundesanstalt für Arbeitsschutz und Unfallforschung
C. Gewerbliche Berufsgenossenschaften
D. Bundesministerium für Jugend, Familie und Gesundheit
E. Staatlicher Gewerbearzt

13.006 Welche Aussage trifft nicht zu?

Nach dem Gesetz über Betriebsärzte, Sicherheitsingenieure und andere Fachkräfte für Arbeitssicherheit gehört es zu den Aufgaben der Betriebsärzte,

A. Krankmeldungen der Arbeitnehmer auf ihre Berechtigung zu überprüfen
B. bei der Eingliederung Behinderter in den Arbeitsprozeß mitzuwirken
C. Maßnahmen zur Beseitigung festgestellter Mängel vorzuschlagen
D. bei der Einführung von Arbeitsverfahren und Arbeitsstoffen mitzuwirken
E. die Arbeitsstätten in regelmäßigen Abständen zu begehen

13.007 Welche Aussage trifft nicht zu?

Eine Berufsgenossenschaft hat folgende Aufgaben:

A. Zahlung von Renten bei Berufs- und Erwerbsunfähigkeit
B. Unfallverhütung, Herausgabe und Überwachung von Unfallverhütungsvorschriften
C. Umschulung von durch Arbeitsunfall oder Berufskrankheit geschädigten Arbeitnehmern
D. Zahlung von Renten bei Erwerbsminderung durch Arbeitsunfall oder Berufskrankheit
E. Zahlung von Übergangsrenten an Versicherte, die wegen Gefahr der Entstehung, des Wiederauflebens oder der Verschlimmerung einer Berufskrankheit die gefährdende Tätigkeit aufgeben müssen

13.008 Welche Aussage trifft nicht zu?

Träger der gesetzlichen Unfallversicherung sind:

A. Ausführungsbehörden des Bundes und der Länder, Gemeindeunfallversicherungsverbände
B. die See-Berufsgenossenschaft

C. die gewerblichen Berufsgenossenschaften
D. die Landesversicherungsanstalten
E. die landwirtschaftlichen Berufsgenossenschaften

13.009 Welche Aussage trifft nicht zu?

Die BG Bergbau als Träger der Unfallversicherung der im Bergbau Beschäftigten hat folgende Aufgaben:

A. Zahlung von Renten bei Berufs- und Erwerbsunfähigkeit
B. Herausgabe und Überwachung der Einhaltung von Unfallverhütungsvorschriften
C. Umschulung von durch Arbeitsunfall oder Berufskrankheit geschädigten Arbeitnehmern
D. Zahlung von Renten bei Erwerbsminderung durch Arbeitsunfall oder Berufskrankheit
E. Zahlung von Übergangsrenten an Versicherte, die wegen der Gefahr der Entstehung, des Wiederauflebens oder der Verschlimmerung einer Berufskrankheit die gefährdende Tätigkeit aufgeben müssen

13.010 Welche Aussage trifft nicht zu?

Zu den gesetzlichen Grundlagen des Arbeitsschutzes kann gerechnet werden

A. die Gewerbeordnung
B. das Arbeitssicherheitsgesetz
C. die Unfallverhütungsvorschriften
D. die Arbeitsstättenverordnung
E. die ILO 1980 Staublungenklassifikation

13.011 Die Aufgabe des Betriebsarztes ist in § 3 des Arbeitssicherheitsgesetzes geregelt.
Welche Aufgabe hat der Betriebsarzt hiernach nicht?

A. den Arbeitgeber in Sachen Arbeitsschutz und Unfallverhütung zu beraten
B. Beschäftigte zu untersuchen
C. die Arbeitsstätte in regelmäßigen Abständen zu begehen
D. Krankmeldungen der Arbeitnehmer auf ihre Berechtigung hin zu überprüfen
E. Helfer in "Erster Hilfe" zu unterrichten

13.012 In unserer gegliederten Sozial-Versicherung wird der Lebensunterhalt des Versicherten im Versicherungsfall von verschiedenen Leistungsträgern erbracht.
Welche der folgenden Zuordnungen trifft nicht zu?

A. gesetzliche Krankenkasse - Krankengeld
B. Landesversicherungsanstalt - Altersruhegeld
C. Arbeitsamt - Lohnfortzahlung
D. Berufsgenossenschaft - Unfallrente
E. Bundesversicherungsanstalt für Angestellte - Altersruhegeld

## AUFGABENTYP C

13.013 Ein Betriebsarzt unterliegt laut Arbeitssicherheitsgesetz im Hinblick auf Berufskrankheiten und arbeitsbedingte Krankheiten nicht der ärztlichen Schweigepflicht,

weil

die Anwendung der ärztlichen Schweigepflicht die Erfüllung der Aufgaben des Betriebsarztes gemäß § 3 Arbeitssicherheitsgesetz unmöglich macht.

13.014 Der Betriebsarzt muß Bescheinigungen über das Ergebnis von arbeitsmedizinischen Vorsorgeuntersuchungen ausstellen,

weil

der Unternehmer einen Versicherten an seinem Arbeitsplatz nicht weiterbeschäftigen darf, wenn gesundheitliche Bedenken bestehen.

13.015 Die Unternehmen werden mit den personellen Kosten des werksärztlichen Dienstes nicht belastet,

weil

der Werksarzt in seinen ärztlichen Entscheidungen völlig frei, unabhängig und unparteiisch sein muß.

13.016 In die Organe der Selbstverwaltung und in die Vorstände aller Berufsgenossenschaften wurden die Arbeitnehmer paritätisch aufgenommen,

weil

eine Beitragspflicht der Arbeitnehmer zur gesetzlichen Unfallversicherung besteht.

13.017 Ein Betriebsarzt unterliegt im Hinblick auf Berufskrankheiten nicht der ärztlichen Schweigepflicht,

weil

der Betriebsarzt zur Meldung von Berufskrankheiten an den Träger der Unfallversicherung oder an die für den medizinischen Arbeitsschutz zuständige Behörde verpflichtet ist.

AUFGABENTYP D

13.018 Welche Aussage trifft zu?
Zur Verhütung von Arbeitsunfällen und Berufskrankheiten erlassen die Berufsgenossenschaften in Wahrnehmung der ihnen durch die Reichsversicherungsordnung übertragenen Aufgaben in eigener Verantwortung

1. Unfallverhütungsgesetze
2. Unfallverhütungsverordnungen
3. Unfallverhütungsvorschriften
4. Berufsgenossenschaftliche Grundsätze

A. nur 2 ist richtig
B. nur 3 ist richtig
C. nur 1 und 3 sind richtig
D. nur 2 und 4 sind richtig
E. nur 3 und 4 sind richtig

13.019 Welche Aussage trifft zu?
Der laut Arbeitssicherheitsgesetz vom Arbeitgeber zu bestellende Betriebsarzt hat u.a. folgende Aufgaben:

1. den Arbeitgeber bei ergonomischen, arbeitspsychologischen und arbeitshygienischen Fragen zu beraten
2. den Arbeitgeber bei der Organisation der "Ersten Hilfe" im Betrieb zu beraten und die Beschäftigten über Unfall- und Gesundheitsgefahren und deren Verhütung zu belehren
3. die Arbeitnehmer zu untersuchen, arbeitsmedizinisch zu beurteilen und zu beraten
4. Krankmeldungen der Arbeitnehmer auf ihre Berechtigung zu überprüfen
5. die Ursachen arbeitsbedingter Erkrankungen zu untersuchen und dem Arbeitgeber Maßnahmen zur Verhütung dieser Erkrankungen vorzuschlagen

A. nur 1, 2 und 3 sind richtig
B. nur 2, 4 und 5 sind richtig
C. nur 1, 2, 3 und 5 sind richtig
D. nur 2, 3, 4 und 5 sind richtig
E. 1 - 5 = alle sind richtig

13.020 Welche Aussage trifft zu?
Die gesetzliche Unfallversicherung

1. wird von Beiträgen finanziert, die Arbeitgeber und Arbeitnehmer zu je 50 % tragen
2. läßt durch den Durchgangsarzt entscheiden, ob eine Spezialbehandlung - z.B. in einer

Unfallklinik - erforderlich ist
3. verlangt den Nachweis, daß ein ursächlicher Zusammenhang zwischen der versicherten Tätigkeit und dem Unfall besteht
4. zahlt bei einer unfallbedingten völligen Erwerbsunfähigkeit eine Vollrente in Höhe des letzten Jahresverdienstes
5. hat die Aufgabe, selbst Verhütungsmaßnahmen zu organisieren, um die Zahl der Schadensereignisse zu reduzieren

A. nur 3 und 4 sind richtig
B. nur 1, 2 und 5 sind richtig
C. nur 2, 3 und 5 sind richtig
D. nur 2, 3, 4 und 5 sind richtig
E. 1 - 5 = alle sind richtig

13.021 Welche Aussage trifft zu?

Träger der gesetzlichen Unfallversicherung sind

1. Ausführungsbehörden des Bundes und der Länder
2. die See-Berufsgenossenschaft
3. die gewerblichen Berufsgenossenschaften
4. die Landesversicherungsanstalten
5. die landwirtschaftlichen Berufsgenossenschaften

A. nur 3 ist richtig
B. nur 1, 3 und 4 sind richtig
C. nur 1, 2, 3 und 5 sind richtig
D. nur 2, 3, 4 und 5 sind richtig
E. 1 - 5 = alle sind richtig

## 14. WICHTIGE RECHTSNORMEN

### AUFGABENTYP A

14.001 Welche Aussage trifft zu?

Unfallverhütungsvorschriften werden herausgegeben von

A. dem Bundesminister für Arbeit und Sozialordnung
B. den gewerblichen Berufsgenossenschaften
C. dem Verband der Haftpflichtversicherer
D. den Krankenkassen
E. der Betriebsleitung

14.002 Welche Aussage trifft zu?

Für die Überwachung der Einhaltung von Gesetzen und Verordnungen, die dem Gesundheitsschutz am Arbeitsplatz dienen, ist zuständig

A. der Betriebsarzt
B. der betriebliche Sicherheitsbeauftragte
C. das Gesundheitsamt
D. die Staatliche Gewerbeaufsicht
E. der Betriebsrat

14.003 Welche Aussage trifft zu?

Nach dem Jugendarbeitsschutzgesetz müssen über die Erst- und die Nachuntersuchung für Eltern (Vormund) und für den Arbeitgeber Bescheinigungen auf Vordruck ausgestellt werden.
Diese Bescheinigungen stellt aus

A. das Gewerbeamt
B. das Arbeitsamt
C. das Gesundheitsamt
D. die Aufsichtsbehörde der Länderregierung
E. der Arzt, der die Untersuchung durchgeführt hat

14.004 Welche Aussage trifft zu?

Für die Durchführung der Gesetze und Verordnungen, die dem Gesundheitsschutz am Arbeitsplatz dienen, ist verantwortlich der/die

A. Betriebsarzt
B. betriebliche Sicherheitsbeauftragte
C. Betriebsrat
D. Betriebsleitung
E. Berufsgenossenschaft

14.005 Welche Aussage trifft zu?

Die Leistungspflicht bei Arbeitsunfällen und bei Feststellung von Berufskrankheiten ist geregelt in

A. der Krankenversicherung
B. der Rentenversicherung der Arbeiter und Angestellten
C. dem Bundesversorgungsgesetz
D. der Unfallversicherung
E. dem Bundesbeamtengesetz

14.006 Welche Aussage trifft zu?

Das Gesetz über technische Arbeitsmittel vom 24.06.1968 ("Maschinenschutzgesetz") wurde erlassen

A. zum Schutz des gewerblichen Arbeitnehmers gegen zunehmende Automatisierung von Großbetrieben
B. als Anreiz für die Unternehmer zur Investitionsbereitschaft und Erneuerung des Maschinenparks nach Ablauf der gesetzlichen fiskalischen Abschreibungsfristen
C. als Schutzzollbestimmung für den EG-Bereich gegen Dumping-Importe von Werkzeugmaschinen aus Übersee
D. als Verpflichtung für Hersteller und Importeure, nur noch sicherheitstechnisch einwandfreie technische Arbeitsmittel - einschließlich Haushaltsgeräte, Sportgeräte und Spielzeug - in den Verkehr zu bringen oder auszustellen
E. um Maschinen mit geheimer Technologie vor Werkspionage zu sichern

14.007 Welche Aussage trifft zu?

Für die Überwachung der Einhaltung von Gesetzen und Verordnungen, die den Arbeitsgesundheitsschutz betreffen, ist zuständig

A. der Vertrauensarzt
B. das Gesundheitsamt
C. der ärztliche Dienst des Arbeitsamtes
D. die staatliche Gewerbeaufsicht
E. der Betriebsarzt

14.008 Welche Aussage trifft zu?

Träger der Unfallversicherung sind in der Bundesrepublik Deutschland

A. die Landesversicherungsanstalten
B. die Bundesanstalt für Arbeit
C. die Berufsgenossenschaften und Ausführungs-

behörden
D. das Bundesinstitut für Arbeitsschutz
E. der Verband der Rentenversicherungsträger

14.009 Welche Aussage trifft zu?

Für die Umsetzung der Verordnung über gefährliche Arbeitsstoffe in die betriebliche Praxis ist verantwortlich der

A. betriebliche Sicherheitsbeauftragte
B. betriebliche Immissionsschutzbeauftragte
C. Unternehmer
D. Betriebsarzt
E. Staatliche Gewerbearzt

14.010 Welche Aussage trifft zu?

Die Bescheinigung über die ärztliche Untersuchung nach dem Jugendarbeitsschutzgesetz stellt aus

A. das Gewerbeamt
B. das Arbeitsamt
C. das Gesundheitsamt
D. die Aufsichtsbehörde der Länderregierung
E. der Arzt, der die Untersuchung durchgeführt hat

14.011 Welche Aussage trifft zu?

Der Arbeitgeber ist gesetzlich verpflichtet, unter Berücksichtigung von Betriebsart und -größe Betriebsärzte zu bestellen. Die sich dabei für den Betriebsarzt je Arbeitnehmer ergebenden Einsatzzeiten (Stunden pro Jahr) werden näher geregelt durch

A. Arbeitssicherheitsgesetz
B. Arbeitszeitordnung
C. Unfallverhütungsvorschrift Betriebsärzte
D. Unfallversicherungsneuregelungsgesetz
E. Arbeitsstättenverordnung

14.012 Welche Aussage trifft zu?

Der Gesetzgeber schreibt in der Röntgenverordnung und in der Strahlenschutzverordnung Überwachungsuntersuchungen vor.
Diese dürfen nur durchgeführt werden von

A. niedergelassenen Ärzten
B. Fachinternisten
C. Fachradiologen
D. staatlich ermächtigten Ärzten
E. Amtsärzten

14.013 In der Arbeitsstättenverordnung sind die Anforderungen an Arbeitsräume festgelegt. Welcher der folgenden Bereiche wird nicht durch die Arbeitsstättenverordnung geregelt?

A. Exposition gegenüber Lärm unter Berücksichtigung des beruflichen Belastungsspektrums
B. Die Zahl der Sanitätsräume in Abhängigkeit von der Betriebsbelegschaft
C. Maximal zulässige Arbeitsplatzkonzentration von Schadstoffen
D. Flucht- und Rettungspläne für Betriebe
E. Lüftung und Raumtemperaturen auf Binnenschiffen

14.014 Zu den Grundbegriffen der gesetzlichen Unfallversicherung gehört nicht

A. der Arbeitsunfall
B. der Wegeunfall
C. die Berufsunfähigkeit
D. die Berufskrankheit
E. der Ursachenzusammenhang

14.015 Welche Aussage trifft nicht zu?

Das Mutterschutzgesetz

A. enthält allgemeine und spezielle Beschäftigungsverbote für werdende und entbundene Mütter, die vom Arbeitgeber zu beachten sind
B. enthält Arbeitsverbote für werdende und entbundene Mütter, die von diesen zu beachten sind
C. regelt den Kündigungsschutz während der Schwangerschaft und für eine bestimmte Zeit nach der Entbindung
D. bestimmt, daß der Arbeitgeber die Aufsichtsbehörde unverzüglich über die ihm von der werdenden Mutter mitgeteilte Schwangerschaft benachrichtigen muß
E. legt fest, daß werdenden Müttern bezahlte Freizeit für den Gang zu Schwangerenvorsorgeuntersuchungen gewährt werden muß

14.016 Welche Aussage trifft nicht zuß

Dem Arzt fallen im Rahmen des Jugendarbeitsschutzgesetzes folgende Aufgaben zu:

A. Untersuchung des Jugendlichen vor Aufnahme der Beschäftigung
B. Anordnung einer Nachuntersuchung bei Vorliegen eines nicht altersentsprechenden Ent-

wicklungszustandes oder bei Feststellung gesundheitlicher Schwächen oder Schäden
C. Nachuntersuchung des Jugendlichen vor Ablauf des ersten Beschäftigungsjahres unter besonderer Berücksichtigung der Auswirkungen der Arbeit auf Gesundheit und Entwicklung
D. Mitteilung der ärztlichen Befunde an den Arbeitgeber mit Angabe von Arbeiten, durch deren Ausübung die Gesundheit des Jugendlichen gefährdet würde
E. Mitteilung des Ergebnisses der Untersuchung an Eltern oder Vormund des Jugendlichen mit Angabe etwa gefährdender Arbeiten

14.017 Welche Aussage trifft nicht zu?

Nach dem Mutterschutzgesetz dürfen werdende (entbundene) Mütter u.a. nicht beschäftigt werden

A. in der Nacht zwischen 20 und 6 Uhr
B. in Akkordarbeit und Fließarbeit mit vorgeschriebenem Arbeitstempo
C. nach Ablauf des dritten Schwangerschaftsmonats auf Beförderungsmitteln
D. in den letzten 6 Wochen vor der Entbindung, auch wenn sie gerne weiterbeschäftigt werden möchten
E. in den ersten 8 Wochen nach der Entbindung, auch wenn sie gerne ihre Arbeit wieder aufnehmen möchten

14.018 Welche Aussage trifft nicht zu?

Wichtige gesetzliche Bestimmungen für den Arbeitsschutz sind in folgenden Gesetzen und Verordnungen enthalten:

A. Arbeitssicherheitsgesetz und Jugendarbeitsschutzgesetz
B. Bundesimmissionsschutzgesetz
C. Arbeitsstättenverordnung
D. Gewerbeordnung und Arbeitszeitordnung
E. Verordnung über gefährliche Arbeitsstoffe

14.019 Welche Aussage trifft nicht zu?

Der gesetzliche Mutterschutz gilt

A. für Frauen, die in einem Arbeitsverhältnis stehen
B. für Heimarbeiterinnen
C. für arbeitslose Frauen
D. für Teilzeitkräfte
E. für Saisonarbeiterinnen

14.020 Welche Aussage trifft nicht zu?

Vom Geltungsbereich der Arbeitsstättenverordnung werden erfaßt

A. öffentliche Verwaltung
B. Einzelhandelsgeschäfte
C. Handwerksbetriebe
D. Industriebetriebe
E. Baustellen

14.021 Welche Aussage trifft nicht zu?

Nach dem Mutterschutzgesetz dürfen werdende Mütter u.a. nicht beschäftigt werden

A. in den letzten 6 Wochen vor der Entbindung, auch wenn sie gerne weiterbeschäftigt werden möchten
B. in der Nacht zwischen 20 und 6 Uhr
C. mit dem Schälen von Holz
D. in Akkord- und Fließarbeit mit vorgeschriebenem Arbeitstempo, bis auf Ausnahmebewilligungen
E. soweit nach ärztlichem Zeugnis Leben oder Gesundheit von Mutter oder Kind bei Fortsetzung der Beschäftigung gefährdet ist

A U F G A B E N T Y P   C

14.022 Die Beschäftigung bzw. Weiterbeschäftigung eines Jugendlichen ist gemäß Jugendarbeitsschutzgesetz nur dann erlaubt, wenn dem Arbeitgeber eine Bescheinigung über eine ärztliche Untersuchung vor Beginn der Beschäftigung und vor Ablauf des ersten Beschäftigungsjahres vorgelegt wird,

weil

die gesetzlich vorgeschriebenen Vorsorgeuntersuchungen nach dem Jugendarbeitsschutzgesetz nur von einem Arbeitsmediziner durchgeführt werden dürfen

14.023 Sämtliche Jugendliche sind vor Eintritt in das Berufsleben nach dem Jugendarbeitsschutzgesetz einer Gehörprüfung zu unterziehen,

weil

die Lärmschwerhörigkeit gegenwärtig die häufigste Berufskrankheit ist

14.024 Nach der Arbeitsstättenverordnung darf die Lärmbelastung an Arbeitsplätzen mit überwiegend geistigen Tätigkeiten unter Berücksichtigung der von außen einwirkenden Geräusche den Beurteilungspegel von 55 dB(A) nicht überschreiten,

weil

nach der Arbeitsstättenverordnung an Arbeitsplätzen mit überwiegend geistigen Tätigkeiten eine gute Satzverständlichkeit gegeben sein soll

14.025 Für Jugendliche unter 16 Jahren ist Fließbandarbeit laut Jugendarbeitsschutzgesetz unter anderem deswegen verboten,

weil

Jugendliche infolge geringerer Handgeschicklichkeit bei gleicher Taktzeit des Fließbandes geringere Pausen haben

14.026 Bei einem unter Lärmeinwirkung von 80 dB(A) beschäftigten Versicherten muß laut Unfallverhütungsvorschrift "Lärm" die erste Überwachungsuntersuchung 1 Jahr nach Beschäftigungsbeginn erfolgen,

weil

durch die Überwachungsuntersuchung nach 1 Jahr

eine erhöhte individuelle Lärmempfindlichkeit des Hörorgans frühzeitig erkannt werden kann.

14.027 In die Organe der Selbstverwaltung und in die Vorstände aller Berufsgenossenschaften wurden die Arbeitnehmer paritätisch aufgenommen,

weil

eine Beitragspflicht der Arbeitnehmer zur gesetzlichen Unfallversicherung besteht.

14.028 Werdende Mütter sind verpflichtet, unaufgefordert ihre Schwangerschaft gegenüber dem Arbeitgeber durch ein ärztliches Attest zu belegen,

weil

werdenden Müttern während der Pausen und gegebenenfalls auch während der Arbeitszeit Liegeräume zur Verfügung zu stellen sind.

14.029 Nach dem Jugendarbeitsschutzgesetz muß ein Auszubildender vor Beginn seiner beruflichen Ausbildung (Lehrzeit) und am Ende seines ersten Ausbildungsjahres eine Bescheinigung über eine ärztliche Untersuchung vorlegen,

weil

eine Beschäftigung bzw. Weiterbeschäftigung nur nach einer ärztlichen Untersuchung, die ausschließlich von einem Arbeitsmediziner vorzunehmen ist, gestattet ist.

14.030 Für die Durchführung von Vorsorgeuntersuchungen nach dem Jugendarbeitschutzgesetz bedarf es einer speziellen Ermächtigung durch den Staatlichen Gewerbearzt,

weil

ärztlicherseits zu der Frage Stellung genommen werden muß, ob die Gesundheit des Jugendlichen durch die Ausführung bestimmter Arbeiten gefährdet wird.

14.031 Nach den Vorschriften des Jugendarbeitschutzgesetzes ( § 32), muß dem Arbeitgeber vor Beginn der Beschäftigung eines Jugendlichen eine Bescheinigung über eine ärztliche Untersuchung vorliegen,

weil

die Beschäftigung eines Jugendlichen ohne ärztliche Untersuchung nicht begonnen werden darf.

A U F G A B E N T Y P  D

14.032 Welche Aussage trifft zu?
Nach der Unfallverhütungsvorschrift "Lärm"
(UVV Lärm) hat der Unternehmer dafür zu sorgen,
daß Arbeitsstätten so eingerichtet und Arbeitsverfahren so gestaltet und angewandt werden,
daß auf die Versicherten kein Lärm einwirkt.
Dies ist z.B. möglich durch

1. Lärmminderung an der Schallquelle durch kon-
   struktive Gestaltung
2. Lärmminderung auf den Übertragungswegen
   (Kapselung, Körperschallisolierung, Abschirm-
   wände, Schalldämpfer, schallabsorbierende
   Raumauskleidung)
3. Lärmminderung am Empfangsort durch schall-
   dämmende Leitstände, Kabinen, Nischen u.s.w.
4. Anordnung von 5-minütigen Kurzpausen (Lärm-
   pausen) pro Arbeitsstunde
5. räumliche und zeitliche Verlegung lärminten-
   siver Arbeiten
6. Ausgabe persönlicher Schallschutzmittel

A. nur 5 ist richtig
B. nur 2 und 3 sind richtig
C. nur 1, 3, 4 und 5 sind richtig
D. nur 1, 2, 3 und 5 sind richtig
E. 1 - 6 = alle sind richtig

14.033 Welche Aussage trifft zu?
Nach der Unfallverhütungsvorschrift "Lärm"
(UVV Lärm) hat der Unternehmer dafür zu sorgen,
daß Arbeitsstätten so eingerichtet und Arbeitsverfahren so gestaltet und angewandt werden,
daß auf die Versicherten kein schädigender Lärm
einwirkt. Dies ist z.B. möglich durch

1. Lärmminderung an der Schallquelle durch kon-
   struktive Gestaltung
2. Lärmminderung auf den Übertragungswegen
   (Kapselung, Körperschallisolierung, Ab-
   schirmwände, Schalldämpfer, schallabsorbierende Raumauskleidung)
3. Lärmminderung am Empfangsort durch schall-
   dämmende Leitstände, Kabinen, Nischen u.s.w.
4. räumliche und zeitliche Verlegung lärmin-
   tensiver Arbeiten

A. nur 4 ist richtig
B. nur 1 und 4 sind richtig
C. nur 2 und 3 sind richtig
D. nur 1, 2 und 3 sind richtig
E. 1 - 4 = alle sind richtig

14.034 Welche Aussage trifft zu?

Das neue Jugendarbeitschutzgesetz enthält folgende Vorschriften, die den Jugendlichen vor gesundheitlichen Schädigungen bewahren sollen

1. Eine Beschäftigung von Jungen und Mädchen ist erst vom 12. Lebensjahr an erlaubt
2. Die Beschäftigung von Jugendlichen ist im allgemeinen nur innerhalb der Fünftagewoche erlaubt
3. Während des 8-stündigen Arbeitstages sind bestimmte Ruhepausen zu gewähren
4. Nach einer gewissen Zeit nach Arbeitsaufnahme ist die Weiterbeschäftigung der Jugendlichen untersagt, wenn eine ärztliche Nachuntersuchungsbescheinigung nicht vorliegt

A. nur 1 und 4 sind richtig
B. nur 2 und 3 sind richtig
C. nur 1, 2 und 3 sind richtig
D. nur 2, 3 und 4 sind richtig
E. 1 - 4 = alle sind richtig

## 15. BEGUTACHTUNGSKUNDE

### AUFGABENTYP A

**15.001** Welche Aussage trifft zu?

Jeder Arzt oder Zahnarzt muß bei begründetem Verdacht, daß bei einem Versicherten eine Berufskrankheit besteht, eine "Ärztliche Anzeige einer Berufskrankheit" in 2-facher Ausfertigung erstatten und diese senden an

A. das regional zuständige Gesundheitsamt
B. die zuständige Berufsgenossenschaft oder den Staatlichen Gewerbearzt
C. den regional zuständigen Arbeitsamtsarzt
D. das regional zuständige Gewerbeaufsichtsamt
E. den zuständigen Betriebsarzt

**15.002** Welche Aussage trifft zu?

Meldepflichtig ist

A. das Auftreten einer im Bundesseuchengesetz nicht genannten epidemieartig auftretenden Krankheit
B. der Verdacht einer Berufskrankheit bei einem Versicherten
C. der Verdacht einer Geschlechtskrankheit bei einem Patienten
D. das Geständnis eines bereits begangenen Mordes durch Patienten
E. keine der genannten Antworten ist richtig

**15.003** Welche Aussage trifft zu?

Bei einem Patienten hat eine unmittelbare und ausgedehnte Schädigung des Pankreas durch lokale Verletzung stattgefunden. Der im Krankenhaus festgestellte Diabetes mellitus ist versicherungsrechtlich folgendermaßen zu beurteilen:

A. Die Entstehung des Diabetes durch Trauma ist anzunehmen
B. Der Diabetes mellitus ist schicksalhaft entstanden, das Auftreten nach dem Trauma ist zufällig
C. Der Diabetes ist durch das Trauma manifest geworden, es liegt somit eine richtunggebende Verschlimmerung vor
D. Es liegt eine anhaltend abgrenzbare Verschlimmerung einer multifaktoriell erblichen Erkrankung vor
E. Es liegt eine vorübergehende Verschlimmerung einer Erkrankung vor, die vor dem Trauma

noch latent war

15.004 Welche Aussage trifft zu?

Eine ärztliche Anzeige über eine Berufskrankheit hat zur Voraussetzung

A. Die Berufskrankheit muß mit Sicherheit diagnostiziert sein
B. Die Berufskrankheit muß eine Minderung der Erwerbsfähigkeit von mindestens 20 % verursachen
C. Der Verdacht, daß eine Berufskrankheit vorliegt, muß begründet sein
D. Die Berufskrankheit muß innerhalb einer Arbeitsschicht eintreten
E. Der Betroffene muß noch im Erwerbsleben stehen

15.005 Welche Aussage trifft zu?

Der Hausarzt ist verpflichtet, den begründeten Verdacht auf eine Berufskrankheit zu melden an

A. das Gesundheitsamt
B. den Krankenversicherungsträger
C. das Versorgungsamt
D. den Arbeitgeber
E. keine der genannten Institutionen

15.006 Welche Aussage trifft zu?

Die Höhe der Minderung der Erwerbsfähigkeit durch eine Berufskrankheit orientiert sich

A. an dem Arbeitslohn, der im letzten Monat vor Eintritt der Berufskrankheit erzielt wurde
B. an der Zahl der Arbeitslosen im Berufszweig des Betroffenen zum Zeitpunkt des Beginns der Berufskrankheit
C. an dem Jahr, in welchem die festgestellte Krankheit in die Liste der Berufskrankheiten aufgenommen wurde
D. an den Möglichkeiten der Erwerbstätigkeit auf dem allgemeinen Arbeitsmarkt
E. an der Frage, ob der Betroffene erfolgreich umgeschult werden kann

15.007 Welche Aussage trifft zu?

Die Minderung der Erwerbsfähigkeit wird bei einer Pneumokoniose vor allem geschätzt nach dem Ausmaß

A. der radiologischen Lungenstrukturveränderungen
B. der EKG-Veränderungen
C. der Linksherzinsuffizienz

D. der Klagen über Husten, Auswurf und Dyspnoe
E. der Lungenfunktionseinbuße

15.008 Welche Aussage trifft zu?

Die Schätzung einer Minderung der Erwerbsfähigkeint (MdE) im Berufskrankheitenverfahren bezieht sich auf

A. den allgemeinen Arbeitsmarkt
B. den ausgeübten Beruf
C. die zuletzt ausgeübte Tätigkeit
D. den erlernten Beruf
E. die im Arbeitsleben am längsten ausgeübte Tätigkeit

15.009 Welche Aussage trifft zu?

Nicht in der gültigen Berufskrankheitenliste enthaltenen und somit nur im Einzelfall als "Quasi-Berufskrankheit" anzuerkennen ist

A. chronische Erkrankung der Schleimbeutel durch ständigen Druck
B. Leukämie durch Benzol
C. Grauer Star durch Wärmestrahlung
D. Nasenhöhlenkrebs durch Einwirkung von Nickelstäuben
E. Farmer-(Drescher-)Lunge

15.010 Welche Aussage trifft zu?

Wenn ein Arzt bei einem seiner Patienten Symptome feststellt, die auf eine Berufskrankheit hinweisen, ist er verpflichtet

A. diese Erhebungen dem gesetzlichen Unfallversicherungsträger mitzuteilen
B. dem Betroffenen eine Arbeitsunfähigkeitsbescheinigung auszustellen
C. die Gewerbeaufsichtsbehörde mit der Ermittlung der Arbeitsplatzverhältnisse zu beauftragen
D. dem Arbeitgeber des Betroffenen den erhobenen Befund mitzuteilen
E. die Minderung der Erwerbsfähigkeit zu ermitteln

15.011 Welche Aussage trifft zu?

Bei einer obstruktiven Atemwegserkrankung infolge chemisch-irritativer oder toxisch wirkender Arbeitsstoffe, die als Berufskrankheit anerkannt ist, orientiert sich die Minderung der Erwerbsfähigkeit an

A. dem Ergebnis der Hauttestung mit dem ange-

schuldigten Schadstoff
B. den objektivierbaren und quantifizierbaren pulmokardialen Funktionseinschränkungen
C. dem Nettoverdienst, der in dem Monat vor dem Feststellen der Berufskrankheit erzielt wurde
D. der Frage, ob aus anderen Gründen eine Berufsunfähigkeit vorliegt
E. der Anzahl der Substanzen mit positiv ausfallendem Hauttest

15.012 Welche Aussage trifft zu?

Die Minderung der Erwerbsfähigkeit (MdE) in der gesetzlichen Unfallversicherung bezieht sich auf

A. die zuletzt ausgeübte Tätigkeit
B. die im Arbeitsleben am längsten ausgeübte Tätigkeit
C. den erlernten Beruf
D. den ausgeübten Beruf
E. keine der angeführten Tätigkeiten dient als Bezugspunkt der MdE

15.013 Welche Aussage trifft zu?

Als "Quasi-Berufskrankheit" gilt eine durch beruflich gebundene Einflüsse verursachte Krankheit, wenn

A. die Ursache mindestens fünf Jahre auf den menschlichen Organismus eingewirkt hat
B. der Kausalzusammenhang zwischen gesundheitsschädigenden beruflichen Einwirkungen und der Erkrankung wahrscheinlich ist
C. der Kausalzusammenhang mit der versicherten Tätigkeit fehlt
D. die Erkrankung erstmals in einem Betrieb entstanden ist
E. mindestens zwei weitere Erwerbstätige an einer ähnlichen Erkrankung leiden

15.014 Welche Aussage trifft zu?

Bei einem 34jährigen Patienten, der im Bergbau vor Kohle und Gestein regelmäßig mit einem Abbaumeißel arbeitet, werden am linken Ellenbogengelenk arthrotische Veränderungen mit entsprechenden Funktionseinbußen festgestellt. Eine Anerkennung als Berufskrankheit setzt nach arbeitsmedizinischer Erfahrung voraus

A. mindestens 3jährige Tätigkeit unter Tage
B. mindestens 2jährige Tätigkeit mit dem Abbaumeißel
C. Mitbeteiligung der Akromioklavikulargelenke

D. Therapieresistenz der Funktionseinschränkungen
E. Aufgabe der bisherigen beruflichen Tätigkeit

15.015 Welche Aussage trifft zu?
Ein Zusammenhang von Ursache und Wirkung im Sinne der richtunggebenden Verschlimmerung ist gegeben, wenn zutrifft:
A. ein Leiden nimmt durch eine weitere exogene Schädigung einen ganz anderen Verlauf, als man nach allgemeiner medizinischer Erfahrung hätte erwarten können
B. ein Leiden nimmt unter der Einwirkung bestimmter exogener Ereignisse an Krankheitswert zu
C. ein Krankheitsgeschehen mit einem überschaubaren Verlauf wird durch ein schädigendes Ereignis in seinem Krankheitswert verstärkt. Die Verschlimmerung klingt jedoch wieder ab, so daß praktisch der vorhergehende Zustand oder der Zustand, der bei normaler Weiterentwicklung zu erwarten gewesen war, wieder erreicht wird
D. ein festgestelltes Leiden geht mit Wahrscheinlichkeit auf ein schädigendes Ereignis zurück. Das festgestellte Leiden war vor der Einwirkung des schädigenden Ereignisses nicht in Erscheinung getreten
E. ein festgestelltes Leiden geht mindestens mit Möglichkeit auf ein angeschuldigtes schädigendes Ereignis zurück

15.016 Welche Aussage trifft zu?
Gegen einen rechtsmittelfähigen Bescheid im Rahmen eines Ermittlungsverfahrens wegen einer Berufskrankheit kann der Versicherte Klage erheben vor dem
A. Amtsgericht
B. Verwaltungsgericht
C. Sozialgericht
D. Arbeitsgericht
E. Ordnungsamt

15.017 Welche Aussage trifft zu?
Bei einem 30jährigen Bäckergesellen mit einer nachgewiesenen Mehlallergie, die sich besonders auffällig an den Händen, im Gesicht sowie zeitweise auch an den Luftwegen mit deutlich asthmathoiden Zuständen manifestiert, muß eine Berufsumschulung (Rehabilitationsmaßnahme) erfolgen.

Der behandelnde Allgemeinarzt richtet seinen diesbezüglichen Antrag an das/die

A. Gesundheitsamt
B. Landesversicherungsanstalt
C. Krankenkasse
D. Berufsgenossenschaft
E. Arbeitsamt

15.018 Welche Aussage trifft zu?

Anläßlich einer arbeitsmedizinischen Vorsorgeuntersuchung wird bei einem Karosserieschleifer eine Bleikonzentration von 2,3 µmol/l (48 µg/ 100 ml) Vollblut, eine Deltaaminolävulinsäureausscheidung im Harn von 10,5 mg/l und ein arterieller Bluthochdruck von 27/15 kPa (200/115 mm Hg) festgestellt. Nach der im Sozialrecht geltenden Kausalitätsnorm ist zwischen beruflicher Bleiexposition und arteriellem Bluthochdruck ein Ursachenzusammenhang

A. anzunehmen im Sinne der Entstehung
B. anzunehmen im Sinne der vorübergehenden Verschlimmerung
C. anzunehmen im Sinne der anhaltend begrenzten Verschlimmerung
D. anzunehmen im Sinne der richtunggebenden Verschlimmerung
E. abzulehnen

15.019 Welche Aussage trifft zu?

Ein 50-jähriger Diplom-Ingenieur wird nach ärztlicher Untersuchung für tropentauglich erklärt. Diskrete Hinweise für ein kombiniertes Mitralvitium, und zwar sowohl im Auskultationsbefund als auch im Röntgenbild, werden übersehen. Die im 20. Lebensjahr gestellte Diagnose des Herzklappenfehlers wird vom Patienten verschwiegen. Nach 3 Jahren Tropenaufenthalt erfolgt Dekompensation. Der ursächliche Zusammenhang ist folgendermaßen zu charakterisieren:

A. Ein Zusammenhang im Sinne der vorübergehenden Verschlimmerung ist vorhanden
B. Ein Zusammenhang der richtunggebenden Verschlimmerung ist vorhanden
C. Die Tropenbelastung ist wesentliche Teilursache eines Arbeitsunfalles
D. Es liegt ein schicksalhafter Verlauf vor, ein Zusammenhang kann nicht angenommen werden
E. Keine der Angaben ist richtig

15.020 Welche Aussage trifft zu?

Herr B., 39 Jahre, besitzt eine Gesamt-MdE von 70 v.H. aufgrund folgender Leiden: Zustand nach Verbrennung 3. Grades an der rechten Hand, rechtsseitige Innenohrschwerhörigkeit, Asthma bronchiale. In einem Berufskrankheitenverfahren wird die obstruktive Atemwegserkrankung als berufsbedingt anerkannt, kardiopulmonale Funktionseinschränkungen sind allerdings noch nicht eingetreten.
Daraus ergibt sich folgende Konsequenz:

A. Die MdE wird von 70 auf 80 % erhöht
B. Die Berufsgenossenschaft ist verpflichtet, Umschulungsmaßnahmen nach § 3 der 7. BeKV zur beruflichen Rehabilitation zu ergreifen
C. Es tritt Erwerbsunfähigkeit ein
D. Die Gesamt-MdE wird nunmehr durch die Berufsgenossenschaft entschädigungspflichtig
E. Ein wegen der Atemwegserkrankung durchzuführendes Heilverfahren geht zu Lasten der gesetzlichen Krankenversicherung

15.021 Welche Aussage trifft zu?

Ein Myokardinfarkt, der während der beruflichen Tätigkeit aufgetreten ist,

A. muß immer als Arbeitsunfall anerkannt und entschädigt werden
B. ist ausschließlich auf anlagebedingte Risikofaktoren zurückzuführen und kann keinesfalls als Arbeitsunfall anerkannt werden
C. kann nur bei adäquatem Thoraxtrauma als Arbeitsunfall anerkannt werden
D. ereignet sich meist auf der Basis einer Koronarsklerose, wobei das Berufsgeschehen nur die wesentliche Teilursache i.S. der Theorie der wesentlichen Bedingung sein kann
E. kann nur bei gleichzeitigem Vorliegen einer Pneumokoniose als Arbeitsunfall anerkannt werden

15.022 Welche Aussage trifft zu?

Die Minderung der Erwerbsfähigkeit (MdE) infolge einer Berufskrankheit oder eines Arbeitsunfalles kann beim Fehlen einer Stütz-MdE nicht zur Entschädigung gelangen, wenn sie kleiner ist als

A. 10 %
B. 15 %
C. 20 %
D. 25 %
E. 30 %

15.023 Welche Aussage trifft nicht zu?

Die Berufskrankheitenverordnung hat ihre Rechtsgrundlage in § 551 (1) der Reichsversicherungsordnung. Sie bestimmt, daß

A. der Versicherte vom Träger der Unfallversicherung aufgefordert werden muß, die gefährdende Tätigkeit aufzugeben, wenn die Gefahr des Entstehens, des Wiederauflebens oder der Verschlimmerung einer Berufskrankheit besteht
B. jeder Arzt oder Zahnarzt bei begründetem Verdacht auf eine Berufskrankheit eine "Ärztliche Anzeige über eine Berufskrankheit" an die zuständige Berufsgenossenschaft oder den Staatlichen Gewerbearzt erstatten muß
C. alle bei der Berufsarbeit auftretenden Krankheiten meldepflichtig und je nach resultierender Erwerbsminderung entschädigungspflichtig sind
D. der Arzt für die Anzeige einer Berufskrankheit eine Gebühr erhält
E. die Träger der Unfallversicherung bei Verdachtsfällen von Berufskrankheit den zuständigen Staatlichen Gewerbearzt unterrichten müssen

15.024 Welche Aussage trifft nicht zu?

Der Arzt hat bei Patienten mit Berufskrankheiten (BK) folgende Aufgaben:

A. eine Erkrankung als Berufskrankheit anzuerkennen
B. die Pflicht, beim begründetem Verdacht auf eine Berufskrankheit die ärztliche BK-Anzeige zu erstatten
C. die Behandlung eines Versicherten mit einer Berufskrankheit zu übernehmen
D. Auskünfte über Befunde bei einem Versicherten mit einer Berufskrankheit nach Aufforderung an den zuständigen Unfallversicherungsträger als Befundbericht zu erteilen
E. Auswirkungen einer Berufskrankheit auf die Erwerbsfähigkeit des betroffenen Versicherten gutachterlich zu prüfen und prozentual abzuschätzen

15.025 Bei der Versorgung von Berufskrankheiten (BK) kann der Arzt folgende Aufgabe für sich nicht in Anspruch nehmen:

A. eine Erkrankung als Berufskrankheit anzuer-

kennen
- B. die Pflicht, beim begründetem Verdacht auf eine BK die ärztliche BK-Anzeige zu erstatten
- C. die Behandlung eines Versicherten mit einer BK zu übernehmen
- D. Auskünfte über Befunde bei einem Versicherten mit einer BK nach Aufforderung an den zuständigen Unfallversicherungsträger als Befundbericht zu erteilen
- E. ggf. Auswirkungen einer BK für die Erwerbsfähigkeit des betroffenen Versicherten auf dem allgemeinen Arbeitsmarkt gutachterlich nachzuweisen und prozentual abzuschätzen

15.026 Welche Aussage trifft nicht zu?

Bestimmte beruflich verursachte Erkrankungen können selbst bei schweren Krankheitsfolgen nicht als Berufskrankheit anerkannt werden, solange nicht alle Tätigkeiten unterlassen werden, die für die Entstehung, die Verschlimmerung oder das Wiederaufleben der Krankheit ursächlich waren oder sein können.
Ein derartiger Rechtsvorbehalt der einschränkenden Voraussetzung gilt für

- A. vibrationsbedingte Durchblutungsstörungen an den Händen
- B. chronische Erkrankungen der Schleimbeutel durch ständigen Druck
- C. Erkrankungen der Sehnenscheiden
- D. Hauterkrankungen
- E. obstruktive Atemwegserkrankungen

15.027 Welche Aussage trifft nicht zu?

Im Berufskrankheitenverfahren ist folgendes geregelt:

- A. jeder Arzt muß bei begründetem Verdacht auf Vorliegen einer BK eine BK-Anzeige erstatten
- B. anzeigepflichtig sind die in der Liste der BK-Verordnung aufgeführten Krankheiten
- C. die BK-Anzeige ist an die zuständige Landesversicherungsanstalt zu richten
- D. die Anerkennung einer BK oder die Ablehnung der Anerkennung bedarf der Bestätigung durch den Staatlichen Gewerbearzt
- E. für strittige Fälle im BK-Anerkennungsverfahren sind die Sozialgerichte zuständig

15.028 Welche Aussage trifft nicht zu?

Erkrankungen der Sehnenscheiden aufgrund beruflicher Einflüsse sind als entschädigungspflichtige Berufskrankheiten anzuerkennen, wenn

A. die Erkrankungen spätestens innerhalb der ersten 6 Monate nach Aufnahme der angeschuldigten Tätigkeit auftreten
B. die Erkrankungen zur Aufgabe der angeschuldigten Tätigkeit gezwungen haben
C. die Erkrankungen durch Wiederaufnahme der angeschuldigten Tätigkeit verschlimmert werden
D. die Erkrankungen nach erneuter Aufnahme der angeschuldigten Tätigkeit wiederaufleben können
E. im Anschluß an ein Heilverfahren nach dreimonatiger Beschwerdefreiheit bei gleicher beruflicher Belastung wie vorher die Krankheit wiederauflebt

15.029 Welche Aussage trifft nicht zu?

Die gesetzliche Unfallversicherung erfaßt versicherungsrechtlich folgende Ereignisse:

A. den Arbeitsunfall im engeren Sinne
B. den Wegeunfall
C. die Berufskrankheiten gemäß Berufskrankheitenverordnung
D. Unfälle bei Verwahrung, Beförderung, Instandhaltung und Erneuerung des Arbeitsgerätes
E. sonstige Krankheiten, die während der Berufsarbeit auftreten

## AUFGABENTYP B

Ordnen Sie den Kostenträgern in Liste 1 die
Leistungen (Liste 2) zu, für die sie zuständig
sind

Liste 1                            Liste 2

15.030 Berufsgenossenschaften      A. Heilverfahren wegen
                                      allgemeiner Erkran-
15.031 Landesversicherungs-           kungen zur Verhinde-
       anstalten                      rung oder Behebung
                                      einer Berufs- oder
15.032 Gesetzliche Kranken-           Erwerbsunfähigkeit
       kassen                      B. Früherkennungsunter-
                                      suchungen
                                   C. TBC-Fürsorge
                                   D. Unfallrente
                                   E. Arbeitslosenunter-
                                      stützung

A U F G A B E N T Y P  C

15.033 Eine nach neuen Erkenntnissen der medizinischen Wissenschaft durch besondere Einwirkungen bei der Berufsarbeit verursachte Krankheit kann nicht als Berufskrankheit entschädigt werden,

weil

als entschädigungspflichtige Berufskrankheit nur die in der Liste der Berufskrankheitenverordnung aufgeführten Krankheiten gelten.

15.034 Die eingehend erhobene Arbeitsanamnese ist zur Begründung des Verdachts auf eine Berufskrankheit von besonderer praktischer Bedeutung,

weil

im Berufskrankheitenrecht der Kausalzusammenhang zwischen gesundheitsschädigenden, beruflichen Einwirkungen und der diagnostizierten Erkrankung gefordert wird.

15.035 Für bestimmte Erkrankungen genügt der ärztliche Nachweis einer Gesundheitsschädigung aus beruflicher Ursache zur Anerkennung als Berufskrankheit allein noch nicht,

weil

zusätzlich nach der Berufskrankheiten-Liste verlangt wird, daß die Erkrankung den Versicherten zur Unterlassung aller Tätigkeiten gezwungen hat, die für die Entstehung, die Verschlimmerung oder das Wiederaufleben der Krankheit ursächlich waren oder sein können.

15.036 Wenn eine nicht in der Liste der Berufskrankheitenverordnung aufgeführte Krankheit nach neueren wissenschaftlichen Erkenntnissen durch besondere Einwirkungen bei der Berufsarbeit verursacht ist, kann sie dennoch nicht wie eine Berufskrankheit entschädigt werden,

weil

grundsätzlich nur die in der Berufskrankheitenliste aufgeführten Krankheiten wie eine Berufskrankheit entschädigt werden dürfen.

15.037 Die Anerkennung eines Herzmuskelinfarktes als Arbeitsunfall ist bei bestehender Koronararteriensklerose prinzipiell nicht möglich,

weil

die Koronararteriensklerose ein Grundleiden für

den Herzmuskelinfarkt darstellt.

15.038 Die Anerkennung einer Lungenembolie als Berufskrankheit ist bei Varikosis der Unterschenkel und rezidivierenden Thrombosen in einem stehenden Beruf möglich,

<u>weil</u>

die Entstehung einer Varikosis am Unterschenkel durch häufiges langes Stehen begünstigt wird.

## A U F G A B E N T Y P  D

**15.039** Welche Aussage trifft zu?

Im Berufskrankheitenverfahren ist folgendes zu beachten:

1. ein Arzt muß eine Berufskrankheit (BK) nur dann anzeigen, wenn deren Vorliegen sicher nachgewiesen ist
2. jeder Arzt muß bei begründetem Verdacht auf Vorliegen einer BK eine BK-Anzeige erstatten
3. die BK-Anzeige ist auf vorgeschriebenem Formblatt an den zuständigen Träger der Unfallversicherung oder an den Staatlichen Gewerbearzt zu erstatten
4. anzeigepflichtig sind alle Krankheiten, die während der Berufsarbeit auftreten
5. für strittige Fälle im BK-Anerkennungsverfahren sind die Arbeitsgerichte zuständig

A. nur 1 und 3 sind richtig
B. nur 2 und 3 sind richtig
C. nur 2, 4 und 5 sind richtig
D. nur 1, 3, 4 und 5 sind richtig
E. nur 2, 3, 4 und 5 sind richtig

**15.040** Welche Aussage trifft zu?

Im Rahmen der gesetzlichen Unfallversicherung sind folgende Definitionen bzw. Bedingungen zu beachten:

1. als Unfall wird ein von außen auf den Menschen einwirkendes, zeitlich begrenztes (längstens in einer Arbeitsschicht) schädigendes Ereignis verstanden
2. eine sich über einen längeren Zeitraum (mehr als eine Arbeitsschicht) erstreckende Schädigung kann einem Unfall gleichgestellt werden
3. zwischen der unfallbringenden Tätigkeit und dem Unfallereignis muß ein ursächlicher Zusammenhang zumindest wahrscheinlich sein
4. zwischen dem Unfallereignis und der Gesundheitsschädigung muß ein ursächlicher Zusammenhang zumindest wahrscheinlich sein

A. nur 1 und 4 sind richtig
B. nur 1, 2 und 3 sind richtig
C. nur 1, 2 und 4 sind richitg
D. nur 2, 3 und 4 sind richtig
E. 1 - 4 = alle sind richtig

15.041 Welche Aussage trifft zu?

Beim begründeten Verdacht auf eine Berufskrankheit (BK) bei einem Patienten bestehen für dessen Arzt (Ärzte) in der Regel folgende rechtliche Verpflichtungen:

1. die Erkrankungsursache am letzten Arbeitsplatz unverzüglich durch entsprechende Schadstoffbestimmungen zu ermitteln
2. den Arbeitgeber von dem Vorfall zu unterrichten
3. dem zuständigen Staatlichen Gewerbearzt die ärztliche BK-Anzeige zu erstatten
4. dem zuständigen Unfallversicherungsträger die ärztliche BK-Anzeige zu erstatten
5. das zuständige Sozialgericht einzuschalten

A. nur 3 ist richtig
B. nur 5 ist richtig
C. nur 3 und 4 sind richtig
D. nur 1, 2 und 5 sind richtig
E. 1 - 5 = alle sind richtig

15.042 Welche Aussage trifft zu?

Einen begründeten Verdacht auf eine Berufskrankheit hat der behandelnde Arzt unverzüglich anzuzeigen.
Die Anzeige kann gerichtet werden an

1. die Berufsgenossenschaft
2. das Gesundheitsamt
3. die Gewerbeaufsichtsbehörde
4. den Arbeitgeber

A. nur 1 ist richtig
B. nur 1 und 2 sind richtig
C. nur 1 und 3 sind richtig
D. nur 3 und 4 sind richtig
E. 1 - 4 = alle sind richtig

15.043 Welche Aussage trifft zu?

Die ärztliche Anzeige über eine Berufskrankheit muß bei begründetem Verdacht erfolgen an

1. das Gesundheitsamt
2. den Durchgangsarzt
3. die Ärztekammer
4. den Staatlichen Gewerbearzt
5. den Unfallversicherungsträger

A. nur 1 ist richtig
B. nur 5 ist richtig
C. nur 1 und 4 sind richtig
D. nur 4 und 5 sind richtig
E. 1 - 5 = alle sind richtig

15.044 Welche Aussage trifft zu?

Nach Feststellung einer Pneumokoniose als Berufskrankheit wird die diesbezügliche Minderung der Erwerbsfähigkeit (MdE) geschätzt nach dem Ausmaß

1. der Strukturveränderungen im Röntgenbild
2. einer evtl. bestehenden respiratorischen Partialinsuffizienz
3. der Einschränkung von Vitalkapazität und Totalkapazität
4. der Klagen über Husten, Auswurf und Dyspnoe
5. der Funktionsbeeinträchtigung des Herz-Kreislaufsystems infolge der durch die Pneumokoniose bedingten Rechtsherzüberlastung

A. nur 2 und 3 sind richtig
B. nur 1, 3 und 5 sind richtig
C. nur 2, 3 und 5 sind richtig
D. nur 1, 2, 4 und 5 sind richtig
E. 1 - 5 = alle sind richtig

15.045 Welche Aussage trifft zu?

Die Minderung der Erwerbsfähigkeit (MdE) wird bei einer Pneumokoniose vor allem geschätzt nach dem Ausmaß

1. der Strukturveränderungen im Röntgenbild
2. der Linksherzinsuffizienz
3. der Lungenfunktionseinbuße
4. der Klagen über Husten, Auswurf und Dyspnoe
5. der Funktionsbeeinträchtigung des Herz-Kreislaufsystems

A. nur 3 ist richtig
B. nur 1 und 2 sind richtig
C. nur 3 und 5 sind richtig
D. nur 1, 3 und 4 sind richtig
E. 1 - 5 = alle sind richtig

15.046 Welche Aussage trifft zu?

Von der Pflicht, beim begründeten Verdacht auf das Vorliegen einer Berufskrankheit vorschriftsmäßig und rechtzeitig die Berufskrankheitenanzeige zu erstatten, sind nach der Berufskrankheitenverordnung ausgenommen der

1. Arzt für Chirurgie
2. Arzt für Gynäkologie
3. Arzt für Innere Medizin
4. Arzt für Allgemeinmedizin
5. Zahnarzt

A. keine der Angaben ist richtig
B. nur 5 ist richtig
C. nur 2 und 5 sind richtig
D. nur 3 und 4 sind richtig
E. nur 1, 2, 3 und 5 sind richtig

15.047 Welche Aussage trifft zu?

Ein Herzinfarkt, der bei einem Patienten mit bekannter Koronarsklerose in engem zeitlichen Zusammenhang mit einer beruflichen Tätigkeit auftritt, wird als Arbeitsunfall anerkannt,

1. auch wenn die Tätigkeit nur mit betriebsüblicher körperlicher und psychischer Belastung einherging
2. falls eine akute psychische Überforderung im Beruf vorlag mit Angst, Not, Entsetzen, welche der Patient als plötzliche Bedrohung erlebte
3. wenn im Berufsleben des Patienten eine chronische Streß-Situation für Psyche und vegetatives Nervensystem gegeben war, z.B. mit großer Verantwortung in Politik, Wirtschaft oder Wissenschaft
4. wenn eine akute körperliche Überlastung mit gänzlich ungewohnter schwerer Anstrengung im Berufsleben erforderlich war

A. nur 1 ist richtig
B. nur 3 ist richtig
C. nur 4 ist richtig
D. nur 2 und 4 sind richtig
E. nur 3 und 4 sind richtig

15.048 Welche Aussage trifft zu?

Die gesetzlichen Grundlagen für die Berufskrankheiten bilden die Reichsversicherungsordnung (RVO) und die Berufskrankheitenverordnung (BeKV).
Danach

1. ist eine Berufskrankheit einem Arbeitsunfall rechtlich gleichgestellt
2. sind ausschließlich die in der Anlage der BeKV bezeichneten Krankheiten als Berufskrankheit anzuerkennen
3. sollen die Träger der Unfallversicherung im Einzelfall auch Krankheiten als Berufskrankheit entschädigen, die nach den Erkenntnissen der medizinischen Wissenschaft durch besondere Einwirkungen verursacht sind, denen bestimmte Personengruppen durch ihre Arbeit in erheblich höherem Grade als die übrige Bevölkerung ausgesetzt sind

4. hat ein Arzt oder Zahnarzt bei begründetem Verdacht, daß bei einem Versicherten eine Berufskrankheit besteht, dies dem Träger der Unfallversicherung oder der für den medizinischen Arbeitsschutz zuständigen Stelle unverzüglich anzuzeigen
5. werden arbeitsmedizinische Vorsorgeuntersuchungen von Betriebsärzten oder den hierzu ermächtigten Ärzten vorgenommen

A. nur 3 ist richtig
B. nur 1 und 3 sind richtig
C. nur 1, 3 und 4 sind richtig
D. nur 1, 2, 3 und 5 sind richtig
E. 1 - 5 = alle sind richtig

# Fragen zum Teil Sozialmedizin

# 1. SOZIALMEDIZINISCHE PROBLEME DER KRANKHEITSENTSTEHUNG

## AUFGABENTYP A

1.001 Welche Aussage trifft zu?

Die höhere Lebenserwartung der Frauen im Vergleich zu Männern beruht unter anderem auf einer geringeren Sterbewahrscheinlichkeit an

A. Diabetes
B. koronaren Herzerkrankungen
C. Gallenleiden
D. Hirngefäßkrankheiten
E. keine der Angaben trifft zu

1.002 Welche Aussage trifft zu?

In welcher Höhe liegt zur Zeit in der Bundesrepublik Deutschland der Anteil der bösartigen Neubildungen an der Gesamtmortalität?

A. 4 %
B. 9 %
C. 13 %
D. 20 %
E. 30 %

1.003 Welche Aussage trifft zu?

Um zu prüfen, in welcher Weise sich bei Beckenendlage der Geburtsverlauf vom Verlauf bei Normalgeburten unterscheidet, wird eine retrospektive Studie (Fall-Kontroll-Studie) durchgeführt. Die Tatsache einer Beckenendlage ist dann

A. Prüfgröße
B. Einflußgröße
C. Störgröße
D. Zielgröße
E. Identifikationsgröße

1.004 Welche Aussage trifft zu?

"Informationen" erhält man aus "Daten" durch

A. Ziehen einer zufälligen Stichprobe
B. Anwendung von Interpretationsvorschriften auf die Daten
C. kontrollierte klinische Studien an den Daten
D. Verschlüsselung der Daten
E. Unter beiden Begriffen versteht man das gleiche

1.005 Welche Aussage trifft zu?

Für Männer in der Bundesrepublik Deutschland ist derzeit die Mortalität an Karzinomen am höchsten bei Lokalisation des Primärtumors in

A. Kolon/Rektum
B. Magen
C. Lunge
D. Prostata
E. Leber

1.006 Welche Aussage trifft zu?

Bei einer Typhusepidemie erkrankten 1000 Personen mit den typischen Symptomen. 250 Personen von diesen verstarben infolge der Krankheit. Welche Maßzahl läßt sich aus diesen Angaben errechnen?

A. Inzidenz
B. Prävalenz
C. Morbidität
D. Mortalität
E. Letalität

1.007 Welche Aussage trifft zu?

Welcher der folgenden Ausdrücke aus der Epidemiologie charakterisiert am besten die Untersuchungen zur Krankheitsfrüherkennung, die in die gesetzliche Krankenversicherung eingeführt sind?

A. Feldstudie
B. Filteruntersuchung
C. Retrospektive Untersuchung
D. Longitudinaluntersuchung
E. Fall-Kontroll-Studie

1.008 Welche Aussage trifft zu?

Welche der nachfolgenden Todesursachen ist am stärksten dafür verantwortlich, daß die Gesamtsterblichkeit der 15 - 25 jährigen Männer in den letzten Jahren wieder erheblich ansteigt?

A. Verkehrsunfälle
B. Leukämie
C. Kreislauferkrankungen
D. Selbstmord
E. Maligne Tumoren

1.009 Welche Aussage trifft zu?

Bei Fall-Kontrollstudien

A. werden die Fälle durch prospektive Beobachtung besonders gut kontrolliert
B. ist wegen der durchgeführten Randomisierung eine genauso sichere Aussage möglich wie bei kontrollierten klinischen Studien
C. geht man von einer Gruppe von "Fällen" aus und sucht sich dazu die passenden "Kontrollen"
D. ist ein Bias durch Selektion wegen der Art der Gewinnung der Fälle und Kontrollen nicht zu erwarten
E. Keine der Aussagen trifft zu

1.010 Welche Aussage trifft zu?

Es wurde vermutet, es bestehe ein Zusammenhang zwischen der Einnahme eines bestimmten "Appetitzüglers" und dem Auftreten einer pulmonalen Hypertonie. Zur Abklärung des Verdachtes wurde eine repräsentativ zusammengesetzte Gruppe erkrankter Personen einer adäquat gebildeten Gruppe Nicht-Erkrankter gegenübergestellt. In beiden Gruppen wurde die Anzahl der Probanden, die den "Appetitzügler" eingenommen hatte, ermittelt. Der Studientyp läßt sich am zutreffendsten charakterisieren als

A. Fall-Kontroll-Studie
B. Felduntersuchung
C. Querschnittsstudie
D. Filteruntersuchung
E. Longitudinalstudie

1.011 Welche Aussage trifft zu?

Prävalenz und Inzidenz haben folgendes gemeinsam:

A. Sie beziehen sich auf eine definierte Bevölkerungszahl
B. Sie sind nur für chronische Erkrankungen sinnvoll anwendbar
C. Sie können sich sowohl auf einen Zeitpunkt wie auf einen Zeitraum beziehen
D. Sie fallen bei meldepflichtigen Krankheiten automatisch an
E. Keine der Aussagen trifft zu

1.012 Welche Aussage trifft zu?

Die ICD (International Classification of Diseases)

A. ist ein 1-dimensionaler Diagnoseschlüssel, der von der UICC entwickelt wurde
B. ist ein mehrdimensionaler Diagnoseschlüssel, der von der WHO (World Health Organization)

herausgegeben wird
C. ist ein Verzeichnis von Krankheiten, geordnet nach Schweregrad
D. ist ein 2-dimensionaler Diagnoseschlüssel mit den Dimensionen "Topographie" und "Nosologie"
E. ist ein 1-dimensionaler Schlüssel, der Todesursachen, Krankheiten und Verletzungen enthält

1.013 Welche Aussage trifft zu?

Ein Krebsregister

A. ist eine Einrichtung zur Registrierung von Daten über Patienten mit malignen Tumoren zum Zweck einer Verbesserung der Nachsorge (follow up) für solche Patienten und/oder für epidemiologische Zwecke
B. ist ein Teil der vom statistischen Bundesamt regelmäßig veröffentlichten Medizinalstatistiken
C. ist ein Diagnoseschlüssel, der ausschließlich die Diagnosen maligner Tumoren enthält
D. ist eine Datenbank mit Daten über maligne Tumoren zur Verbesserung der Diagnostik in der ärztlichen Allgemeinpraxis
E. ist ein Literaturinformationssystem für maligne Tumoren

1.014 Welche Aussage trifft zu?

In einer epidemiologischen Untersuchung werden in einem Krankenhaus Krebspatienten nach Veränderungen ihrer psychosozialen Beziehungen im letzten halben Jahr befragt und mit einer Kontrollgruppe verglichen.
Es handelt sich dabei um eine

A. prospektive Studie
B. Längsschnittuntersuchung
C. retrospektive Studie
D. Panelstudie
E. Keine der Aussagen trifft zu

1.015 Welche Aussage trifft zu?

Die für 1970 berechnete Lebenserwartung eines neugeborenen Knaben ist definiert als

A. durchschnittliches Alter der im Jahr 1970 verstorbenen männlichen Personen
B. dasjenige Alter, in dem die meisten Todesfälle in der nach der Sterblichkeit 1970 konstruierten Sterbetafel auftreten
C. Durchschnittswert der Sterbeziffern 1970 aller Lebensalter
D. dasjenige Alter, in dem die meisten männli-

chen Personen 1970 gestorben sind
E. durchschnittliches Sterbealter in einer nach der Sterblichkeit 1970 konstruierten, männlichen Sterbetafel-Bevölkerung

1.016 Welche Aussage trifft zu?

Auf welche Weise wird im Rahmen einer Fall-Kontroll-Studie mit der Matched-Pairs-Technik zu einer Patientengruppe eine Kontrollgruppe gebildet?

A. Zu jedem Patienten wird als Kontrolle eine frühere Untersuchung des Patienten zugeordnet
B. Zu jedem Patienten wird aus einer Gruppe von Gesunden zufällig eine Kontrollperson ausgewählt
C. Zu jedem männlichen Patienten wird zufällig ein weiblicher Patient zugeordnet und umgekehrt
D. Jedem Patienten wird eine Kontrollperson zugeordnet, die in möglichst vielen Strukturmerkmalen mit dem Patienten übereinstimmt
E. Es wird jedem Patient ein naher, möglichst gesunder Verwandter zugeordnet

1.017 Welche Aussage trifft zu?

Die Datenschutzgesetze

A. ersetzen die ärztliche Schweigepflicht, falls automatisierte Verfahren genutzt werden
B. gelten für klinische Dateien zusätzlich zur ärztlichen Schweigepflicht
C. gelten für ärztliche Dateien nicht, weil die Schweigepflicht konkurriert
D. regeln die ärztliche Schweigepflicht
E. sind im Falle der Dateiführung für Patientendaten identisch mit der ärztlichen Schweigepflicht

1.018 Welche Aussage trifft zu?

Unter "Randomisierung" versteht man in einer kontrollierten klinischen Therapiestudie

A. die Aufteilung der Einflußgröße in Zielgrößen und Störgrößen
B. den Einfluß des zufälligen Fehlers auf das Versuchsergebnis
C. die zufällige Zuteilung der Behandlungen zu den Beobachtungseinheiten
D. die Aufteilung des Fehlers einen systematischen und in einen zufälligen Fehler
E. die Berechnung des zufälligen Fehlers

1.019 Welche Aussage trifft zu?

An welcher der folgenden Krankheiten hat in den letzten 20 Jahren in der Bundesrepublik Deutschland die Mortalität bei Männern deutlich abgenommen?

A. Magenkrebs
B. Krankheiten des Kreislaufsystems
C. Leberzirrhose
D. Krankheiten der Herzkranzgefäße
E. chronische Bronchitis

1.020 Welche Aussage trifft zu?

Die Epidemiologie hat eine überdurchschnittliche Häufigkeit in der unteren Sozialschicht zweifelsfrei festgestellt bei

A. Depression
B. Brustkrebs
C. Herzinfarkt
D. Leukämie
E. keiner der genannten Krankheiten

1.021 Welche Aussage trifft zu?

"Matched-pairs-Technik" ist

A. die Untersuchung einer genetischen Disposition bei eineiigen Zwillingen
B. die zufällige Zuteilung von Behandlungen in einem Blockversuch
C. die Bildung von Blöcken in einer Fallkontrollstudie
D. eine Methode, das relative Risiko in einer Kohortenstudie zu schätzen
E. ein Ordnungs- und Ablageprinzip in der Krankengeschichtenhaltung

1.022 Welche Aussage trifft zu?

Bei klinischen Prüfungen sind sequentielle Tests besonders angebracht, wenn

A. multizentrische Langzeitstudien geplant sind
B. Wirkungen, die innerhalb kurzer Zeit eintreten, geprüft werden
C. man viele gleichwertige Zielkriterien hat und alle gemeinsam auswerten will
D. bis zum Eintreten des Behandlungserfolges wesentlich längere Zeit verstreicht als bis zur Aufnahme des nächsten Patienten
E. man nicht randomisieren kann

1.023 Welche Aussage trifft zu?

Im Jahre 1978 wurden in der Bundesrepublik

Deutschland 155 062 und in Thailand 4 322 Sterbefälle an Krebserkrankungen registriert. Abgesehen davon, daß die Erfassung der Sterbefälle an Malignomen in Thailand lückenhaft sein könnte, wäre üblicherweise die Aussage, daß in dem asiatischen Land weniger Krebstodesfälle auftreten als bei uns, mit folgender Zahl zu belegen:

A. Krebsmortalität in Prozent der Gesamtmortalität
B. Krebsmortalität pro 100 000 Einwohner
C. Standardmortalitätsrate
D. Kohortenmorbiditätsrate
E. Jahresinzidenz der Gesamtkrebsmortalität

1.024 Welche Aussage trifft zu?

In der allgemeinen deutschen Sterbetafel des Statistischen Bundesamtes bedeutet die einjährige altersspezifische Sterbeziffer $q_x$ die Wahrscheinlichkeit

A. eines gerade x-jährigen im Alter von x Jahren zu sterben
B. eines gerade (x-1)-jährigen bis zum Alter x zu sterben
C. eines Lebendgeborenen im Alter x zu sterben
D. eines Lebendgeborenen bis zum Alter x zu sterben
E. im x-ten Lebensjahr zu sterben

1.025 Welche Aussage trifft zu?

Unter Multimorbidität versteht man

A. gehäuftes Auftreten von Krankheiten in Bevölkerungsgruppen
B. häufiges Kranksein (Anfälligkeit) von einzelnen Personen
C. viele verschiedene Krankheitszeichen (Symptome) bei einem Kranken
D. das gleichzeitige Vorkommen von verschiedenen Erkrankungen bei einem Kranken
E. die bei einer Person im Laufe des Lebens beobachteten nacheinander aufgetretenen Erkrankungen

1.026 Welche Aussage trifft zu?

Die Qualität einer Diagnosenverschlüsselung kann am besten beschrieben werden durch

A. Recall und Präzision
B. Listenvergleiche
C. Deskriptoren
D. Trennfunktionen
E. drop-out bzw. non response-Quoten

1.027 Welche Aussage trifft zu?

Welche Lokalisation des Primärtumors dominiert derzeit unter den Krebstodesfällen bei Männern in der Bundesrepublik Deutschland?

A. Prostata
B. Magen
C. Mastdarm
D. Bauchspeicheldrüse
E. Lunge und Bronchien

1.028 Welche Aussage trifft zu?

Ein Filtertest zur Früherkennung einer Krankheit zeigt folgendes Ergebnis:

|  | | Filtertestergebnis | |
|---|---|---|---|
|  | | positiv | negativ |
| Krankheit | vorhanden | 95 | 10 |
|  | nicht vorhanden | 5 | 1890 |

Die Zahl der Falsch-Negativen beträgt in der obigen Tabelle

A. 5
B. 10
C. 100
D. 1890
E. 1900

1.029 Welche Aussage trifft zu?

Die in die RVO (Reichsversicherungsordnung) eingeführten Untersuchungen zur Krankheitsfrüherkennung lassen sich am besten charakterisieren als

A. retrospektive Studie
B. diagnostische Bestätigung
C. Erkennung von Risikofaktoren
D. allgemeiner Check-up
E. sekundäre Prävention

1.030 Welche Aussage trifft zu?

Männer erkranken etwa achtmal häufiger als Frauen an

A. chronischer Polyarthritis (rheumatoide Arthritis)
B. rheumatischem Fieber
C. Spondylosen
D. Osteochondrosen
E. Spondylitis ankylopoetica

1.031 Welche Aussage trifft zu?

Eine "Kohortenstudie" ist eine

A. retrospektive Studie mit "matched-pairs-Technik"
B. prospektive Studie
C. klinische Fallkontrollstudie
D. Studie zur Erfassung von Todesursachen
E. Querschnittstudie

1.032 Welche Aussage trifft zu?

Welche der nachfolgenden Todesursachen steht in der Altersgruppe der 20 - 25jährigen in der Bundesrepublik Deutschland eindeutig an der Spitze?

A. Suizide
B. Erkrankungen der Atmungsorgane
C. Kraftfahrzeugunfälle
D. Tuberkulose
E. bösartige Neubildungen

1.033 Welche Aussage trifft zu?

In einer kontrollierten klinischen Studie wird

A. retrospektiv die Ursache für die Häufigkeit einer bestimmten Erkrankungsart untersucht
B. die Wirksamkeit einer neuen Therapie mit zurückliegenden Ergebnissen einer früher angewandten Therapie verglichen
C. die jeweilige Therapie den Patienten randomisiert zugeteilt
D. durch Randomisation entschieden, ob ein Patient an der Studie teilnimmt oder nicht
E. ständig kontrolliert, ob die Patientenanzahl in jeder Gruppe gleich groß bleibt

1.034 Welche Aussage trifft zu?

"Basisdokumentation" in der Klinik ist die Dokumentation der

A. Labordaten im Rahmen eines Krankenhausinformationssystems
B. Personaldaten der Patienten
C. Daten des "allgemeinen Krankenblattkopfes" mit Personaldaten und Diagnosen
D. wichtigsten Symptome und Befunde eines Patienten
E. Daten eines Patienten durch medizinisches Hilfspersonal

1.035 Welche Aussage trifft zu?

Die Geburtenrate einer Bevölkerung wird bezogen auf

A. die Gesamtbevölkerung
B. alle Frauen
C. alle Frauen ab 15 Jahren
D. alle Frauen von 15 bis 45 Jahren
E. alle Frauen von 15 bis 45 Jahren und alle Männer von 15 bis 60 Jahren

1.036 Welche Aussage trifft zu?

Der größte Teil sekundärer Hypertonien ist zurückzuführen auf

A. periphere arteriosklerotische Gefäßveränderungen
B. renale Erkrankungen
C. Phäochromozytom
D. Cushing-Syndrom
E. Diabetes mellitus

1.037 Welche Aussage trifft zu?

Einer arteriellen Hypertonie liegt am häufigsten zugrunde ein(e)

A. Nierenarterienstenose
B. Phäochromozytom
C. parenchymatöse Nierenerkrankung
D. Hypophysenadenom
E. keine der Aussagen A. bis D. trifft zu

1.038 Welche Aussage trifft nicht zu?

Eine kontrollierte klinische Studie ist geeignet zur Prüfung der Wirksamkeit

A. eines neuen Medikaments
B. einer neuen Operationstechnik
C. einer neuen Diagnosetechnik
D. einer neuen Narkosetechnik
E. einer neuen Bestrahlungstechnik

1.039 Welche Aussage trifft nicht zu?

Bei "prospektiven Untersuchungen"

A. geht man häufig von einem Kollektiv gesunder Personen aus
B. besteht meist die Notwendigkeit, die Untersuchungsgruppen längere Zeit zu beobachten
C. ist man nicht so sehr auf das Erinnerungsvermögen der Patienten angewiesen wie bei retrospektiven Untersuchungen
D. braucht die Beobachtung nicht so weitgehend standardisiert sein wie bei retrospektiven

Untersuchungen
- E. ist die Ausgangspopulation meist eine Stichprobe von exponierten und nicht-exponierten Personen

1.040 Welche der folgenden bösartigen Neubildungen gehört nicht zu den Zielkrankheiten der Krebsfrüherkennungsuntersuchungen für Männer im Rahmen der gesetzlichen Krankenversicherung?
- A. Hautkrebs
- B. Magenkarzinom
- C. Blasenkarzinom
- D. Kolonkarzinom
- E. Prostatakarzinom

1.041 Welche Aussage trifft nicht zu?

Eine Prospektivstudie ist im allgemeinen durch folgende Eigenschaften gekennzeichnet:
- A. Berücksichtigung des Zeitfaktors
- B. Reduzierung des Erinnerungsfehlers
- C. hohe Kosten
- D. Konstanz der Forschergruppe
- E. hohe Ausfallrate

1.042 Welche Aussage trifft nicht zu?

Zum Standardinhalt des Krankenblattkopfes gehören
- A. Name
- B. Diagnose
- C. Geschlecht
- D. Laborwerte
- E. Aufnahmedatum

1.043 Welche der folgenden Voraussetzungen ist für eine kontrollierte klinische Studie nicht notwendig?
- A. Zufällige Zuteilung der Behandlung zu den Patienten
- B. Beobachtungsgleichheit aller Prüfgruppen
- C. Plazebobehandlung für eine Gruppe
- D. Strukturgleichheit aller Prüfgruppen
- E. im gleichen Zeitraum Durchführung der Prüfung in allen Gruppen

1.044 Welche Aussage trifft nicht zu?

Übergewicht gilt als Risikofaktor für folgende Krankheiten:
- A. Diabetes mellitus
- B. Gicht
- C. Hypertonie

D. Magenkarzinom
E. Endometriumkarzinom

1.045 Welche Aussage gilt für die ICD (International Classification of Diseases) nicht?
A. Sie wird von der WHO verwendet
B. Sie ist ein Schlüssel für Krankheiten
C. Sie wurde zur Erfassung von Todesursachen entwickelt
D. Sie wird in etwa 10jährigen Abständen erneuert
E. Es ist möglich, auch die Therapie zu verschlüsseln

1.046 Welche der folgenden Aussagen über die Internationale Klassifikation der Krankheiten und Todesursachen (ICD) trifft nicht zu?
A. Die ICD ist ein Diagnoseschlüssel
B. Die ICD wird von der WHO herausgegeben und regelmäßig revidiert
C. In der Bundesrepublik Deutschland verschlüsseln die Statistischen Landesämter die Todesursachen nach der ICD
D. Die ICD ist ein vierachsiger Schlüssel
E. Die ICD ist ein mehrstelliger Schlüssel

## AUFGABENTYP B

Ordnen Sie bitte den Begriffen der Liste 1 die zutreffende Aussage der Liste 2 zu.

Liste 1

1.047 perinatale Sterblichkeit

1.048 Säuglingssterblichkeit

Liste 2

A. im ersten Lebensjahr Verstorbene bezogen auf 1000 Lebendgeborene
B. Sterblichkeit nach dem 1. Lebensmonat bis zum Abschluß des 1. Lebensjahres bezogen auf 1000 Lebendgeborene
C. Sterblichkeit in den ersten 10 Lebenstagen bezogen auf 1000 Geburten
D. Sterblichkeit in den ersten 4 Lebenswochen bezogen auf 1000 Lebendgeborene
E. Keine der Aussagen trifft zu

Ordnen Sie bitte jedem der in Liste 1 genannten Begriffe die für ihn zutreffende Definition (Liste 2) zu:

Liste 1

1.049 Prävalenz

1.050 Incidenz

Liste 2

A. Berufs- und Erwerbsunfähigkeit vor Erreichen der Altersgrenze
B. Relative Häufigkeit der Personen, die in einem bestimmten Zeitraum die Krankheit oder das Merkmal neu erwerben
C. Jahreszeitliches Überwiegen bestimmter Erkrankungen (z.B. "Grippewellen" im Winterhalbjahr)
D. Mortalität an einer Krankheit, bezogen auf 10 000 beobachtete Personen
E. Relative Häufigkeit einer Krankheit oder eines Merkmals an einem bestimmten Zeitpunkt

## AUFGABENTYP C

1.051 Soll die Häufigkeit der Arteriosklerose in einer Bevölkerung bestimmt werden, so eignen sich Inzidenz und Prävalenz als epidemiologische Maßzahlen gleichermaßen,

weil

die Prävalenz in Abhängigkeit von Inzidenz und Krankheitsdauer steht.

## AUFGABENTYP D

1.052 Welche Aussage trifft zu?

Eine Übersterblichkeit der Männer wird beobachtet bei
1. Diabetes
2. Bronchialcarcinom
3. koronaren Herzerkrankungen
4. Leberzirrhose

A. nur 2 und 3 sind richtig
B. nur 1, 2 und 3 sind richtig
C. nur 1, 3 und 4 sind richtig
D. nur 2, 3 und 4 sind richtig
E. 1 - 4 = alle sind richtig

1.053 Welche Aussage trifft zu?

Als Häufigkeitsmaß ist die Inzidenz der Prävalenz zu bevorzugen bei

1. Tuberkulose
2. Myasthenia gravis
3. multipler Sklerose
4. rheumatoider Arthritis

A. bei keiner der unter 1. bis 4. genannten Krankheiten
B. nur 1 und 3 sind richtig
C. nur 1, 3 und 4 sind richtig
D. nur 2, 3 und 4 sind richtig
E. 1 - 4 = alle sind richtig

1.054 Welche Aussage trifft zu?

Die Eignung eines Testes für Filteruntersuchungen hängt ab von seiner

1. Sensitivität
2. Spezifität
3. Reliabilität
4. Zumutbarkeit

A. nur 3 ist richtig
B. nur 1 und 2 sind richtig
C. nur 1, 2 und 3 sind richtig
D. nur 1, 2 und 4 sind richtig
E. 1 - 4 = alle sind richtig

1.055 Welche Aussage trifft zu?

Eine Krankheit zeigt im Jahre 1978 eine wesentlich höhere Prävalenz als 1958. Dieser Anstieg der Krankheitsprävalenz kann zurückgeführt werden auf

1. Zunahme der Häufigkeit an Neuerkrankungen
2. Abnahme der Letalität
3. Zunahme der Krankheitsdauer

A. nur 1 ist richtig
B. nur 3 sit richtig
C. nur 1 und 2 sind richtig
D. nur 1 und 3 sind richtig
E. 1 - 3 = alle sind richtig

1.056 Welche Aussage trifft zu?

Kohortenstudien werden durchgeführt

1. im Rahmen der Risikofaktorenforschung
2. zur Feststellung von Arzneimittelnebenwirkungen

3. zur Arzneimittelprüfung in der Phase I

A. nur 1 ist richtig
B. nur 2 ist richtig
C. nur 3 ist richtig
D. nur 1 und 2 sind richtig
E. 1 - 3 = alle sind richtig

1.057 Welche der folgenden Aussagen treffen zu?

1. Das TNM-System dient der international vergleichbaren Charakterisierung bösartiger Tumore
2. Der SNOMED ist ein umfassender medizinischer Schlüssel mit mehreren parallelen Achsen
3. Das TNM-System berücksichtigt zur besseren Vergleichbarkeit nur initiale Tumorstadien

A. Keine der Aussagen 1. bis 3. trifft zu
B. nur 3 ist richtig
C. nur 1 und 2 sind richtig
D. nur 1 und 3 sind richtig
E. 1 - 3 = alle sind richtig

1.058 Welche Aussage trifft zu?

Eine Fall-Kontrollstudie

1. ist immer prospektiv
2. setzt immer eine Zufallszuteilung voraus
3. kann als Blindstudie ausgelegt werden
4. erlaubt die exakte Kontrolle einer Behandlung

A. keine der Aussagen 1. bis 4. ist richtig
B. nur 1 und 2 sind richtig
C. nur 2 und 3 sind richtig
D. nur 3 und 4 sind richtig
E. nur 2, 3 und 4 sind richtig

1.059 Welche Aussage trifft zu?

Vor Aufnahme eines Patienten in eine kontrollierte klinische Therapiestudie ist es erforderlich,

1. den Patienten oder seinen gesetzlichen Vertreter über die Zielsetzung der Studie zu informieren
2. den Patienten oder seinen gesetzlichen Vertreter über mögliche Risiken aufzuklären
3. das Vorliegen von Ein- und Ausschlußkriterien zu überprüfen
4. das Ansprechen des Patienten auf eine der zu untersuchenden Therapieformen zu überprüfen

A. nur 1 und 2 sind richtig
B. nur 1 und 4 sind richtig
C. nur 2 und 3 sind richtig
D. nur 1, 2 und 3 sind richtig

E. 1 - 4 = alle sind richtig

1.060 Welche Aussage trifft zu?

Die prospektive Epidemiologie

1. dient der Ermittlung von Risikofaktoren
2. wird in ihren Daten, weil es sich meist um Langzeitstudien handelt, besonders durch das Erinnerungsvermögen der Patienten gestört
3. dient der Entwicklung von Präventionsstrategien
4. beruht auf Daten behandelter Patienten

A. nur 2 ist richtig
B. nur 1 und 3 sind richtig
C. nur 2 und 4 sind richtig
D. nur 1, 2 und 3 sind richtig
E. nur 2, 3 und 4 sind richtig

1.061 Welche Aussage trifft zu?

Eine Krankenkasse teilt mit, ihre ausländischen Versicherten hätten eine höhere Arbeitsunfähigkeitsrate als deutsche.
Welche Faktoren sind für eine zutreffende Wertung zu berücksichtigen?

1. Altersverteilung
2. Sozialschicht
3. berufliche Qualifikation
4. Geschlecht
5. Dauer der Betriebszugehörigkeit

A. nur 1 und 4 sind richtig
B. nur 2 und 4 sind richtig
C. nur 1, 2 und 5 sind richtig
D. nur 2, 3 und 5 sind richtig
E. 1 - 5 = alle sind richtig

1.062 Welche Aussage trifft zu?

Die Framingham-Studie

1. ist eine klassische epidemiologische Untersuchung zur Aufklärung des Einflusses verschiedener Risikofaktoren im Zusammenhang mit kardiovaskulären Erkrankungen
2. ist ein Beispiel für eine Fall-Kontroll-Studie
3. ergab u.a., daß für die Entwicklung kardiovaskulärer Erkrankungen der Hypertonus einen bedeutenden Risikofaktor darstellt

A. nur 1 ist richtig
B. nur 2 ist richtig
C. nur 1 und 2 sind richtig
D. nur 1 und 3 sind richtig
E. 1 - 3 = alle sind richtig

1.063 Welche Aussage trifft zu?

Ältere Arbeitnehmer sind in der Regel im Vergleich zu jüngeren

1. häufiger krank
2. länger krank
3. häufiger aus Bagatellgründen krank
4. sicherheitsbewußter

A. nur 1 ist richtig
B. nur 2 ist richtig
C. nur 1 und 3 sind richtig
D. nur 2 und 4 sind richtig
E. 1 - 4 = alle sind richtig

1.064 Welche Aussage trifft zu?

Zu den Merkmalen einer Fallkontrollstudie gehören:

1. Ausgangspunkt können erkrankte Personen sein
2. Matched-Pair-Bildung
3. Studienaufwand gegenüber prospektiven Studien meist erhöht

A. nur 1 ist richtig
B. nur 2 ist richtig
C. nur 3 ist richtig
D. nur 1 und 2 sind richtig
E. 1 - 3 = alle sind richtig

1.065 Welche Aussage(n) über die Tuberkulose in der Bundesrepublik Deutschland trifft/treffen zu?

1. Die Tuberkulose spielt zur Zeit überhaupt keine Rolle mehr
2. Ungeachtet der Erfolge der Tuberkulosebekämpfung werden jedes Jahr noch mehr als 10 000 Neuerkrankungen bekannt
3. Aufgrund des heutigen Durchseuchungszustandes muß auch in 20 - 30 Jahren noch mit Tuberkuloseerkrankungen gerechnet werden

A. nur 1 ist richtig
B. nur 2 ist richtig
C. nur 3 ist richtig
D. nur 1 und 2 sind richtig
E. nur 2 und 3 sind richtig

1.066 Welche Aussage trifft zu?

Ein Stoff X, der in einem Industriebetrieb als Lösemittel angewendet wird, steht im Verdacht, Leberschäden zu verursachen. Zur Abklärung des vermuteten Zusammenhangs werden verschiedene Stuedienformen vorgeschlagen.
Welche davon eignen sich für diese Problemstel-

lung?

1. Interventionsstudie
2. Kohortenstudie
3. prospektive Studie

A. nur 1 ist richtig
B. nur 2 ist richtig
C. nur 3 ist richtig
D. nur 1 und 2 sind richtig
E. nur 2 und 3 sind richtig

1.067 Welche Aussage trifft zu?

In einer Klinik wurden die Krankenblätter der Jahre 1974 bis 1978 analysiert. Dabei stellte man fest, daß die Diagnosen "Diabetes mellitus" und "Gallensteinleiden" überzufällig gehäuft in Kombination vorkamen.

1. Es handelt sich dabei um eine prospektive Studie
2. Es handelt sich dabei um eine retrospektive Studie
3. Die Studie ergab, daß Diabetes ein Risikofaktor für Gallensteinleiden ist
4. Die Studie zeigt, daß in der Gesamtbevölkerung Diabetes und Gallensteinleiden häufiger in Kombination vorkommen, als nach dem Zufall zu erwarten wäre

A. nur 1 ist richtig
B. nur 2 ist richtig
C. nur 1 und 3 sind richtig
D. nur 1 und 4 sind richtig
E. nur 2 und 3 sind richtig

1.068 Welche Aussage(n) zur Epidemiologie trifft/treffen zu?

1. Als "paradoxe Fälle" bezeichnet man untersuchte Personen, die Risikofaktoren aufweisen und dennoch (im Beobachtungszeitraum) nicht erkranken
2. Als "escapers" bezeichnet man untersuchte Personen, die erkranken, ohne die pathogenetisch bedeutsamen Risikofakoren aufzuweisen
3. Das relative Risiko wird als Relation der Krankheitsinzidenz bei exponierter Bevölkerung zur Krankheitsinzidenz bei nicht exponierter Bevölkerung bestimmt
4. Bei Folgerungen aus Risikoquantifizierungen tritt das Problem des ökologischen Fehlschlusses nicht auf

A. Keine der Aussagen 1. bis 4. ist richtig
B. nur 3 ist richtig

C. nur 4 ist richtig
D. nur 1 und 2 sind richtig
E. nur 3 und 4 sind richtig

1.069 Welche Aussage(n) zur Leberzirrhose trifft/treffen zu?

1. Die Mortalität an Leberzirrhose ist in den letzten Jahren bei Männern unter 40 Jahren besonders stark angestiegen
2. Die Zahl vorzeitiger Berentungen aufgrund von Leberzirrhose hat seit 1961 stark zugenommen
3. Leberzirrhosen finden sich bei Rauchern signifikant häufiger als bei Nichtrauchern

A. nur 1 ist richtig
B. nur 2 ist richtig
C. nur 1 und 2 sind richtig
D. nur 2 und 3 sind richtig
E. 1 - 3 = alle sind richtig

1.070 Welche Aussage trifft zu?

Im Vergleich mit jüngeren Arbeitnehmern finden sich bei älteren Arbeitnehmern:

1. Verminderung der kardiopulmonalen Leistungsfähigkeit
2. erhöhte Unfallhäufigkeit
3. Verminderung der Muskelkraft
4. Verminderung der motorischen und sensomotorischen Leistungsfähigkeit
5. erhöhte Arbeitsabwesenheit aus Bagatellgründen

A. nur 1, 3 und 4 sind richtig
B. nur 1, 4 und 5 sind richtig
C. nur 1, 2, 3 und 4 sind richtig
D. nur 1, 2, 3 und 5 sind richtig
E. 1 - 5 = alle sind richtig

1.071 Welche Aussage trifft zu?

Die Prävalenz einer Krankheit wird mitbestimmt durch

1. die Dauer der Krankheit
2. die Letalität an der betreffenden Krankheit
3. die Inzidenz der Krankheit
4. die Heilungsrate

A. keine der Aussagen ist richtig
B. nur 2 ist richtig
C. nur 1, 2 und 3 sind richtig
D. nur 1, 2 und 4 sind richtig
E. 1 - 4 = alle sind richtig

1.072 Welche der folgenden Aussagen zur "Inzidenz" der Tuberkulose ist/sind richtig?

1. Man versteht darunter die Zahl der Tuberkuloseerkrankungen an einem bestimmten Stichtag, bezogen auf die Gesamtbevölkerung
2. Es handelt sich um die in einem bestimmten Zeitraum an Tuberkulose Neuerkrankten, bezogen auf die Gesamtbevölkerung
3. Eine echte Inzidenzberechnung ist in Anbetracht der Schwierigkeit, den Beginn der Krankheit genau festzulegen, problematisch

A. Keine der Aussagen ist richtig
B. nur 1 ist richtig
C. nur 2 ist richtig
D. nur 1 und 3 sind richtig
E. nur 2 und 3 sind richtig

1.073 Welche Aussage trifft zu?

Um prospektive Studien handelt es sich in der Regel bei

1. Querschnittsstudien
2. Fall-Kontroll-Studien
3. Kohortenstudien
4. zusammengesetzten Longitudinalstudien

A. nur 4 ist richtig
B. nur 1 und 4 sind richtig
C. nur 2 und 3 sind richtig
D. nur 3 und 4 sind richtig
E. nur 1, 2 und 3 sind richtig

1.074 Welche der folgenden Verfahren zur Unterstützung der Diagnostik sind deterministisch?

1. Diagnose-Symptommatrix (0-1-Matrix)
2. Entscheidungsbäume
3. Bayesscher Ansatz
4. Trennfunktionen

A. nur 1 und 2 sind richtig
B. nur 2 und 3 sind richtig
C. nur 3 und 4 sind richtig
D. nur 1, 2 und 3 sind richtig
E. nur 2, 3 und 4 sind richtig

1.075 Welche Aussage trifft zu?

Prüfen Sie folgende Aussagen über Normbereiche:

1. Normbereiche können nur unter der Annahme einer Normalverteilung angegeben werden
2. Zur Differentialdiagnose zwischen Krankheiten eignen sich Trennfunktionen, die an Kranken

entwickelt werden, besser als Abweichungen vom Normbereich
3. Bei der Anwendung von Normbereichen sind Fehler erster und zweiter Art gleich häufig

A. nur 1 ist richtig
B. nur 2 ist richtig
C. nur 1 und 2 sind richtig
D. nur 2 und 3 sind richtig
E. 1 - 3 = alle sind richtig

1.076 Welche Aussage trifft zu?

Bei einer klinischen Therapiestudie ist für die Vergleichbarkeit der Gruppen unbedingt erforderlich:

1. Beobachtungsgleichheit
2. Strukturgleichheit
3. Gleichheit des Stichprobenumfanges
4. keine Überschreitung des Normbereiches

A. nur 3 ist richtig
B. nur 1 und 2 sind richtig
C. nur 1, 2 und 3 sind richtig
D. nur 2, 3 und 4 sind richtig
E. 1 - 4 = alle sind richtig

1.077 Welche Aussage trifft zu?

Bei vergleichenden prospektiven Studien können systematische Fehler auftreten durch

1. den Interventionseffekt
2. vorzeitiges Ausscheiden von Personen
3. Voreingenommenheit der Untersucher
4. Beendigung der Studie vor dem ursprüglich festgesetzten Termin

A. nur 2 ist richtig
B. nur 3 ist richtig
C. nur 1 und 3 sind richtig
D. nur 2 und 4 sind richtig
E. 1 - 4 = alle sind richtig

1.078 Welche Aussage trifft zu?

Welche der folgenden Daten werden im allgemeinen in der Basisdokumentation erfaßt?

1. Diagnosen
2. Biosignale
3. Gefährdungen, Allergien, Dauerbehandlungen
4. Aufnahme/Entlassungsdatum

A. nur 2 ist richtig
B. nur 1 und 3 sind richtig
C. nur 1, 2 und 4 sind richtig
D. nur 1, 3 und 4 sind richtig
E. 1 - 4 = alle sind richtig

1.079 Welche Aussage trifft zu?

Zu den Nachteilen retrospektiver Untersuchungen gehören:

1. in der Regel höhere Kosten als bei prospektiven Untersuchungen
2. Verfälschung der Ereignisse durch unterschiedliches Erinnerungsvermögen
3. lange Beobachtungszeit
4. Überbewertung unbedeutender Ereignisse aus Kausalitätsbedürfnis

A. nur 1 und 3 sind richtig
B. nur 2 und 4 sind richtig
C. nur 1, 2 und 3 sind richtig
D. nur 1, 2 und 4 sind richtig
E. nur 2, 3 und 4 sind richtig

1.080 Welche Aussage trifft zu?

Bei einer kontrollierten klinischen Prüfung müssen in jedem Fall folgende Bedingungen eingehalten werden:

1. Randomisierung
2. Definition von Ein- und Ausschlußkriterien
3. Placebo als Vergleich
4. genaues Studienprotokoll
5. Block- und Schichtenbildung

A. nur 1 und 2 sind richtig
B. nur 3 und 4 sind richtig
C. nur 3 und 5 sind richtig
D. nur 1, 2 und 4 sind richtig
E. nur 2, 3 und 4 sind richtig

1.081 Welche Aussage trifft zu?

Für welche der folgenden Krankheiten ist Zigarettenrauchen als Risikofaktor anzusehen?

1. Lungenkrebs
2. Hypertonie
3. Blasenkrebs
4. Herzinfarkt
5. Lungenemphysem

A. nur 1 und 4 sind richtig
B. nur 1, 2 und 4 sind richtig
C. nur 1, 2 und 5 sind richtig
D. nur 1, 4 und 5 sind richtig
E. nur 1, 3, 4 und 5 sind richtig

1.082 Für eine retrospektive Studie über das Geburtsgewicht von Kindern diabetischer Mütter wird eine Recherche in einer Datenbank durchgeführt. Ausgegeben werden soll für alle Mütter mit Diabetes die Patientennummer, das Geschlecht des Kindes und das Geburtsgewicht des Kindes.

Welche Aussagen treffen zu?
1. Das Geburtsgewicht des Kindes ist eine Einflußgröße
2. Das Geburtsgewicht des Kindes ist eine Zielgröße
3. Die Patientennummer ist eine Zielgröße
4. Die Patientennummer ist eine Einflußgröße
5. Die Patientennummer ist eine Identifikationsgröße
6. Das Geschlecht ist eine Identifikationsgröße

A. nur 1 und 3 sind richtig
B. nur 1 und 4 sind richtig
C. nur 2 und 5 sind richtig
D. nur 1, 3 und 6 sind richtig
E. nur 2, 5 und 6 sind richtig

1.083 Überprüfen Sie folgende Angaben:
1. Knapp die Hälfte aller Sterbefälle in der Bundesrepublik Deutschland sind durch Krebs verursacht
2. Atemwege, Dickdarm und Magen sind bei Männern nach der Mortalitätsstatistik der Bundesrepublik Deutschland die drei durch Krebs am häufigsten betroffenen Organe
3. Die Schwellenwerthypothese der Krebsentstehung postuliert, daß für Kanzerogene ein Grenzwert existiert, unterhalb dessen Krebs nicht oder nur mit extrem niedriger Wahrscheinlichkeit ausgelöst werden kann

A. nur 3 ist richtig
B. nur 1 und 2 sind richtig
C. nur 1 und 3 sind richtig
D. nur 2 und 3 sind richtig
E. 1 - 3 = alle sind richtig

1.084 Welche Aussage trifft zu?

Zur Klärung der Frage, ob Einnahme oraler Kontrazeptiva das Auftreten einer Thromboembolie begünstige, wurden aus 2 648 Thromboembolie-Patientinnen 157 ausgewählt, bei denen keine offensichtliche Ursache für diese Erkrankung vorlag. Zusätzlich wurde eine gleich große Gruppe von Frauen ohne Thromboembolie gebildet, die in Alter, Familienstand, ethnischer Zusammensetzung und sozio-ökonomischem Status dem ersten Kollektiv entsprach. Beide Gruppen wurden im Hinblick auf die Einnahme oraler Kontrazeptiva befragt.

Es handelt sich um eine

1. Experimentalstudie
2. Querschnittsstudie
3. Fall-Kontroll-Studie
4. Kohortenstudie

A. nur 1 ist richtig
B. nur 3 ist richtig
C. nur 1 und 2 sind richtig
D. nur 1 und 4 sind richtig
E. nur 2 und 3 sind richtig

1.085 Welche Aussage trifft zu?

Als relatives Risiko bezeichnet man in der Epidemiologie

1. das Verhältnis der Krankheitshäufigkeit bei exponierten Personen im Vergleich zur Krankheitshäufigkeit bei Nichtexponierten
2. das Verhältnis der Personen, die von einer bestimmten Krankheit geheilt wurden, im Vergleich zum Anteil nicht geheilter Personen
3. das Verhältnis der Zahl der Erkrankten zur Zahl der unter Risiko stehenden Personen

A. nur 1 ist richtig
B. nur 2 ist richtig
C. nur 3 ist richtig
D. nur 1 und 3 sind richtig
E. nur 2 und 3 sind richtig

1.086 Welche Aussage trifft zu?

Psychosoziale und soziale Faktoren bei der multifaktoriellen Genese der somatischen Krankheiten hängen mit folgenden Mechanismen zusammen:

1. gesellschaftliche Prägung von Sitten
2. emotionale Reaktionen auf die soziale Umwelt
3. soziotechnische Einflüsse
4. hohe Mobilität der Gesellschaft, in der das Individuum lebt

A. nur 2 und 4 sind richtig
B. nur 3 und 4 sind richtig
C. nur 1, 2 und 3 sind richtig
D. nur 1, 3 und 4 sind richtig
E. 1 - 4 = alle sind richtig

## 2. GRUNDFRAGEN DER SOZIALEN SICHERUNG

### AUFGABENTYP A

2.001 Welche Aussage trifft zu?

Die Mittel für die gesetzliche Unfallversicherung werden in der BRD aufgebracht

A. durch eine Umlage der allgemeinen Rentenversicherung
B. durch Beiträge, die Arbeitgeber und Arbeitnehmer zu gleichen Teilen leisten
C. allein durch Beiträge der Arbeitnehmer
D. durch Beiträge der Arbeitnehmer, ergänzt durch Zuschüsse des Staates
E. allein durch Beiträge der Arbeitgeber

2.002 Welche Aussage trifft zu?

Die Landesversicherungsanstalten sind Träger der

A. Kriegsopferversorgung
B. Sozialhilfe
C. gesetzlichen Unfallversicherung
D. Arbeiterrentenversicherung
E. gesetzlichen Krankenversicherung

2.003 Welche Aussage trifft zu?

Die Beurteilung der Arbeitsunfähigkeit geschieht stets unter

A. Kausalitätsgrundsätzen
B. Berücksichtigung der Fähigkeit einer Teilzeitbelastung
C. Berücksichtigung der prozentualen Minderung der Leistungsfähigkeit
D. Bewertung des Leistungsvermögens auf dem allgemeinen Arbeitsmarkt
E. Bewertung des Leistungsvermögens in Verbindung mit der zuletzt ausgeübten Tätigkeit

2.004 Welche Aussage trifft zu?

Träger der gewerblichen Berufsgenossenschaften sind die

A. Rentenversicherungsorganisationen für die in der gewerblichen Wirtschaft Beschäftigten
B. Krankenversicherungsorganisationen für die in der gewerblichen Wirtschaft Beschäftigten
C. paritätisch besetzten Organisationen für die berufliche Ausbildung in der gewerblichen Wirtschaft
D. tarifpolitischen Organisationen der Arbeitgeber als Pendant zu den Gewerkschaften

E. Keine der Aussagen A. bis D. trifft zu

2.005 Welche Aussage trifft zu?

Eine Geldleistung der gesetzlichen Krankenversicherung ist

A. die Lohnfortzahlung in den ersten 6 Wochen der Erkrankung
B. die Rezeptgebühr beim Kassenrezept
C. der Zuschuß der Krankenkassen zur Zahnprothetik
D. das Krankengeld im Falle der Arbeitsunfähigkeit
E. Keine der Angaben trifft zu

2.006 Welche Aussage trifft zu?

Die gesetzlichen Krankenkassen erheben lohn- bzw. gehaltsbezogene Mitgliedsbeiträge, die Leistungen werden dagegen beitragsunabhängig gewährt.
Der Grundgedanke dieses Bereichs der sozialen Sicherung läßt sich am zutreffendsten charakterisieren als

A. Äquivalenzprinzip
B. Fürsorgeprinzip
C. Solidarversicherungsprinzip
D. Subsidiaritätsprinzip
E. Versorgungsprinzip

2.007 Welche Aussage trifft zu?

Wird ein Arbeiter nach Beginn der Beschäftigung durch Arbeitsunfähigkeit infolge Krankheit an seiner Arbeitsleistung verhindert, ohne daß ihn ein Verschulden trifft, so hat er im allgemeinen einen gesetzlichen Anspruch auf Lohnfortzahlung für die Zeit der Arbeitsunfähigkeit bis zur Dauer von

A. 6 Wochen
B. 8 Wochen
C. 12 Wochen
D. 58 Wochen
E. 78 Wochen

2.008 Welche Aussage trifft zu?

Die Definition "Krankheit ist ein regelwidriger Körper- oder Geisteszustand, der eine Heilbehandlung erfordert und/oder Arbeitsunfähigkeit zur Folge hat", wird angewendet

A. bei der Festlegung von Ansprüchen bei Berufsunfähigkeit
B. als Grundlage zur Bestimmung einer Erwerbs-

unfähigkeit
C. als Grundlage für die Gewährung von Leistungen der gesetzlichen Krankenversicherungen
D. als Grundlage für die Gewährung von Leistungen der Rentenversicherung
E. bei der Festlegung von Entschädigungsansprüchen bei Arbeitsunfällen

2.009 Welche Aussage trifft zu?

Die Behandlungssorgfalt bei der Behandlung eines Kassenpatienten durch den Kassenarzt im Rahmen der gesetzlichen Krankenversicherung bestimmt sich nach

A. dem Bundesmantelvertrag
B. der Ärztlichen Gebührenordnung
C. der Reichsversicherungsordnung
D. dem Bürgerlichen Gesetzbuch - entsprechend der Verweisung der Reichsversicherungsordnung
E. dem Bürgerlichen Gesetzbuch - entsprechend der Verweisung der Zivilprozeßordnung

2.010 Welche Aussage trifft zu?

Das von der gesetzlichen Krankenversicherung gezahlte Krankengeld beträgt vom regelmäßigen Entgelt (Regellohn):

A. 50 %
B. 60 %
C. 70 %
D. 80 %
E. 100 %

2.011 Welche Aussage trifft nicht zu?

Die Bundesknappschaft als Träger der Unfallversicherung der im Bergbau Beschäftigten hat folgende Aufgaben:

A. Zahlung von Renten bei Berufs- und Erwerbsunfähigkeit
B. Herausgabe und Überwachung der Einhaltung von Unfallverhütungsvorschriften
C. Umschulung von durch Arbeitsunfall oder Berufskrankheit geschädigten Arbeitnehmern
D. Zahlung von Renten bei Erwerbsminderung durch Arbeitsunfall oder Berufskrankheit
E. Zahlung von Übergangsrenten an Versicherte, die wegen Gefahr der Entstehung, des Wiederauflebens oder der Verschlimmerung einer Berufskrankheit die gefährdende Tätigkeit aufgeben müssen

2.012 Welche Aussage trifft nicht zu?

Zu den Sachleistungen in der gesetzlichen Kran-

kenversicherung gehören:
A. Früherkennungsmaßnahmen
B. Versorgung mit Arzneimitteln
C. Hauspflege
D. Lohnfortzahlung
E. ärztliche Beratung über Fragen der Empfängnisregelung

2.013 Welche Aussage trifft nicht zu?
Als Anlaß für eine Beratung der Krankenkasse (GKV) durch den Vertrauensärztlichen Dienst kommen in Frage:
A. Wunsch des Patienten
B. Gewährung einer finanziell von der Krankenkasse getragenen Erholungskur des Versicherten
C. Tätigkeit des Versicherten im öffentlichen Dienst
D. Zusammenhangsfragen mit einem als Wehrdienstbeschädigung anerkannten Leiden
E. Klärung einer Diagnose

2.014 Welche Aussage trifft nicht zu?
Zu den gesetzlichen Trägern der Rehabilitation in der Bundesrepublik Deutschland gehören:
A. die Sozialversicherungsträger Unfall-, Renten- und Krankenversicherung
B. die Bundesanstalt für Arbeit in Nürnberg
C. die Bundesarbeitsgemeinschaft für Rehabilitation
D. die Kriegsopferversorgung/Kriegsopferfürsorge
E. die örtlichen und überörtlichen Träger der Sozialhilfe

2.015 Welche Aussage trifft nicht zu?
Der Gesetzgeber hat in der RVO (Reichsversicherungsordnung) bestimmt, daß Früherkennungsuntersuchungen auf solche Krankheiten eingeführt werden können,
A. die häufig vorkommen
B. die wirksam behandelt werden können
C. deren Vor- und Frühstadium durch diagnostische Maßnahmen erfaßbar ist
D. die medizinisch-technisch genügend eindeutig zu erfassen sind
E. für die genügend Ärzte und Einrichtungen vorhanden sind, um die aufgefundenen Verdachtsfälle eingehend zu diagnostizieren und zu behandeln

2.016 Welche Aussage trifft nicht zu?

Das Sozialgesetzbuch nennt folgende Sachverhalte:
A. Sicherung eines menschenwürdigen Daseins
B. Recht auf Gesundheit
C. Schaffung gleicher Voraussetzungen für die freie Entfaltung der Persönlichkeit
D. Ermöglichung, der. Lebensunterhalt durch frei gewählte Tätigkeit zu erwerben
E. Hilfe zur Selbsthilfe, um Belastungen des Lebens auszugleichen

2.017 Welche Aussage trifft nicht zu?

Der Vertrauensärztliche Dienst hat die Krankenkasse zu beraten bei

A. wiederholter Arbeitsunfähigkeit des Versicherten
B. Verordnung teurer Medikamente
C. Einleitung einer Erholungskur
D. möglichem Zusammenhang mit einer Vorerkrankung
E. wiederholtem Arztwechsel

2.018 In unserer gegliederten Sozialversicherung wird der Lebensunterhalt des Versicherten im Versicherungsfall von verschiedenen Leistungsträgern erbracht.
Welche der folgenden Zuordnungen trifft nicht zu?

A. gesetzliche Krankenkasse - Krankengeld
B. Landesversicherungsanstalt - Altersruhegeld
C. Arbeitsamt - Lohnfortzahlung
D. Berufsgenossenschaft - Unfallrente
E. Bundesversicherungsanstalt für Angestellte - Altersruhegeld

2.019 Welche Aussage trifft nicht zu?

Von einer die Arbeitsunfähigkeit begründenden Diagnose erhält Mitteilung der/die

A. Krankenkasse
B. Arbeitgeber
C. evtl. mitbehandelnde Gebietsarzt
D. evtl. weiterbehandelnde Gebietsarzt
E. Vertrauensarzt der Krankenkasse

2.020 Welche Aussage trifft nicht zu?

Die gesetzlichen Krankenkassen gewähren im Rahmen der Krankenhilfe:

A. ärztliche Behandlung
B. Krankenhauspflege
C. Arznei- und Heilmittel
D. Krankengeld
E. progressiv gestaffelte Beitragsrückerstattung bei Nichtinanspruchnahme

2.021 Welche Aussage trifft nicht zu?

Folgende Träger der sozialen Sicherung gewähren Rentenleistungen:
- A. Landesversicherungsanstalten
- B. Bundesversicherungsanstalt für Angestellte
- C. Berufsgenossenschaften
- D. Bundesknappschaft
- E. Sozialämter

2.022 Welcher der folgenden Versicherungszweige gehört nicht zum Bereich der gesetzlichen Sozialversicherung?
- A. Arbeitslosenversicherung
- B. Unfallversicherung
- C. Rentenversicherung
- D. Krankenversicherung
- E. Haftpflichtversicherung

A U F G A B E N T Y P  C

2.023 Die Begutachtung der Berufskrankheit (im Rentenrecht) fordert vom Arzt eine Gegenüberstellung der Fähigkeiten des Rente begehrenden Versicherten mit denen eines gesunden Versicherten ähnlicher Ausbildung,

weil

Voraussetzung für die Gewährung einer Berufsunfähigkeitsrente ist, daß der Versicherte nur drei Viertel der Leistung eines Gesunden erbringen kann.

2.024 Der prozentuale Krankenstand der Arbeiter liegt niedriger als der von Angestellten und Beamten,

weil

bei Arbeitern auch kurzfristige Arbeitsunfähigkeit ausschließlich aufgrund eines ärztlichen Zeugnisses anerkannt wird.

2.025 Maßnahmen der Sozialhilfe werden in der Bundesrepublik Deutschland nach dem Prinzip der Subsidiarität gewährt,

weil

nach dem Sozialhilfegesetz in der Bundesrepublik Deutschland die Sozialhilfe erst dann einsetzt, wenn keine anderen Möglichkeiten der ausreichenden Hilfe, z.B. von anderen Sozialleistungsträgern oder aus eigener Kraft, bestehen.

2.026 Der Umfang der Sozialhilfe kann nicht von der Mitwirkung der Hilfesuchenden bei den Maßnahmen der Sozialhilfe abhängig gemacht werden,

weil

der Anspruch auf Hilfe nach dem Bundessozialhilfegesetz für jeden Anspruchsberechtigten einklagbar ist.

AUFGABENTYP D

2.027 Welche Aussage trifft zu?

Der Schutz der gesetzlichen Unfallversicherung bei Berufskrankheiten umfaßt

1. Krankenbehandlung - sowohl stationär als auch ambulant
2. Arbeitslosengeld
3. berufliche Wiedereingliederung
4. Arbeitslosenhilfe
5. Geldleistungen, z.B. Rente an Erkrankte oder Hinterbliebene

A. nur 1 und 3 sind richtig
B. nur 1 und 5 sind richtig
C. nur 1, 3 und 5 sind richtig
D. nur 1, 2, 4 und 5 sind richtig
E. nur 2, 3, 4 und 5 sind richtig

2.028 Welche Aussage trifft zu?

Zu den Aufgaben der gesetzlichen Unfallversicherung gehören:

1. Verhütung von Arbeitsunfällen
2. Entschädigung der Angehörigen des Verunglückten
3. Berufsförderung nach einem Arbeitsunfall
4. Erleichterung der Verletzungsfolgen
5. Leistungen in Geld an den Verletzten

A. nur 1 und 5 sind richtig
B. nur 1, 3 und 4 sind richtig
C. nur 1, 3 und 5 sind richtig
D. nur 3, 4 und 5 sind richtig
E. 1 - 5 = alle sind richtig

2.029 Welche Aussage trifft zu?

Träger der Unfallversicherung in der Bundesrepublik Deutschland sind die

1. Allgemeinen Ortskrankenkassen
2. Berufsgenossenschaften
3. Bundesversicherungsanstalt
4. Landesversicherungsanstalten

A. nur 2 ist richtig
B. nur 2 und 4 sind richtig
C. nur 3 und 4 sind richtig
D. nur 1, 2 und 4 sind richtig
E. nur 2, 3 und 4 sind richtig

2.030 Welche Aussage trifft zu?

Träger der gestzlichen Unfallversicherung sind

1. Ausführungsbehörden des Bundes und der Länder
2. die See-Berufsgenossenschaft
3. die gewerblichen Berufsgenossenschaften
4. die Landesversicherungsanstalten
5. die landwirtschaftlichen Berufsgenossenschaften

A. nur 3 ist richtig
B. nur 1, 3 und 4 sind richtig
C. nur 1, 2, 3 und 5 sind richtig
D. nur 2, 3, 4 und 5 sind richtig
E. 1 - 5 = alle sind richtig

2.031 Welche der nachfolgenden Aussagen zur Arbeitsunfähigkeit treffen zu?

1. Arbeitsunfähigkeit ist ein Begriff der gesetzlichen Krankenversicherung
2. Unter Arbeitsunfähigkeit versteht man auch die durch Unfall bedingte Unfähigkeit des Sozialversicherten, seiner bisher ausgeübten Erwerbstätigkeit nachzugehen
3. Der Arzt hat zu entscheiden, ob bei dem Versicherten eine vollständige oder eine teilweise Arbeitsunfähigkeit vorliegt
4. Den Begriff der Arbeitsunfähigkeit gibt es in der Rentenversicherung ebenso wie in der Krankenversicherung
5. Eine Arbeitsunfähigkeit liegt u.a. auch dann vor, wenn der Versicherte seiner zuletzt ausgeübten Erwerbstätigkeit nur mit der Gefahr der Verschlechterung des Krankheitszustandes nachgehen könnte

A. nur 1, 2 und 5 sind richtig
B. nur 1, 3 und 5 sind richtig
C. nur 2, 3 und 4 sind richtig
D. nur 1, 3, 4 und 5 sind richtig
E. nur 2, 3, 4 und 5 sind richtig

2.032 Welche Aussage trifft zu?

Ein Fließbandarbeiter zieht sich eine Fraktur des rechten Unterarmes zu und bekommt einen Gips. Er ist, solange der Gips liegt,

1. berufsunfähig
2. erwerbsunfähig
3. arbeitsunfähig
4. frühinvalide

A. nur 1 ist richtig
B. nur 3 ist richtig
C. nur 1 und 3 sind richtig
D. nur 1, 2 und 3 sind richtig
E. 1 - 4 = alle sind richtig

2.033 Welche Aussage trifft zu?

Versicherungsfälle in der gesetzlichen Unfallversicherung sind
1. ein auf dem Heimweg von der Arbeitsstätte eingetretener Straßenverkehrsunfall
2. ein durch Fahrlässigkeit am Arbeitsplatz verursachter Unfall
3. ein Unfall, der bei der Instandhaltung eines Arbeitsgerätes eintritt
4. eine Berufskrankheit

A. nur 1 und 3 sind richtig
B. nur 1 und 4 sind richtig
C. nur 2 und 3 sind richtig
D. nur 3 und 4 sind richtig
E. 1 - 4 = alle sind richtig

2.034 Welche Aussage trifft zu?

Regelleistungen der gesetzlichen Krankenversicherung sind:
1. Krankenhilfe bei Arbeitsunfähigkeit zu gewähren
2. Maßnahmen zur Früherkennung bestimmter Krankheiten zu finanzieren
3. bei Mutterschaft alle erforderlichen medizinischen Maßnahmen zu finanzieren
4. Familienhilfe zu gewähren
5. im Todesfall Sterbegeld zu zahlen

A. nur 2 und 3 sind richtig
B. nur 1, 2, 3 und 5 sind richtig
C. nur 1, 2, 4 und 5 sind richtig
D. nur 1, 3, 4 und 5 sind richtig
E. 1 - 5 = alle sind richtig

2.035 Welche Aussage trifft zu?

Für die Arbeitsunfähigkeitsbescheinigung im Rahmen der gesetzlichen Krankenversicherung gilt: Sie
1. ist grundsätzlich nur auf Grund einer ärztlichen Untersuchung auszustellen
2. enthält keine Aussage über den Zusammenhang der Arbeitsunfähigkeit mit einem Unfall
3. enthält Angaben über die voraussichtliche Dauer der Arbeitsunfähigkeit
4. muß auch für den Arbeitgeber die Krankheitsbezeichnung enthalten
5. darf niemals zurückdatiert werden

A. nur 5 ist richtig
B. nur 1 und 3 sind richtig
C. nur 1, 3 und 5 sind richtig

D. nur 2, 3 und 4 sind richtig
E. 1 - 5 = alle sind richtig

2.036 Welche Aussage trifft zu?

Gegenstand der Versicherung in der gesetzlichen Krankenversicherung sind die in der RVO (Reichsversicherungsordnung) vorgeschriebenen Leistungen. Im Rahmen dieser Leistungen

1. werden Maßnahmen zur Früherkennung ausgewählter Krankheiten geleistet
2. wird Familienhilfe gezahlt
3. wird Sterbegeld gezahlt
4. wird zeitlich unbegrenzt Krankenpflege erstattet
5. wird Mutterschaftshilfe geleistet

A. nur 1 ist richtig
B. nur 1, 2 und 5 sind richtig
C. nur 1, 3 und 5 sind richtig
D. nur 1, 2, 3 und 5 sind richtig
E. 1 - 5 = alle sind richtig

2.037 Welche Aussage trifft zu?

Für die Gewährung von Altersrenten aus der Arbeiterrentenversicherung in der Bundesrepublik Deutschland gilt, daß

1. die Höhe der Rente abhängig ist von den gezahlten Beiträgen
2. eine Wartezeit von 15 Jahren Voraussetzung ist
3. von Frauen ein Alter von 62 Jahren erreicht sein muß
4. von Männern ein Alter von 65 Jahren erreicht sein muß

A. nur 1 und 2 sind richtig
B. nur 3 und 4 sind richtig
C. nur 1, 2 und 3 sind richtig
D. nur 1, 3 und 4 sind richtig
E. nur 2, 3 und 4 sind richtig

2.038 Welche Aussage trifft zu?

Das Bundessozialhilfegesetz sieht folgende Leistungen vor:

1. Ausbildungshilfe
2. Hilfe zum Aufbau der Lebensgrundlage
3. vorbeugende Hilfe (zur Abwendung einer späteren Beeinträchtigung des Hilfeempfängers)
4. Finanzierung von Maßnahmen, welche bei einem Körperbehinderten zur Wiedereingliederung ins Erwerbsleben führen

A. nur 1 und 3 sind richtig

B. nur 1, 2 und 4 sind richtig
C. nur 1, 3 und 4 sind richtig
D. nur 2, 3 und 4 sind richtig
E. 1 - 4 = alle sind richtig

2.039 Welche Aussage trifft zu?

Zu den Trägern der gesetzlichen Krankenversicherung in der Bundesrepublik rechnen

1. Betriebskrankenkassen
2. Innungskrankenkassen
3. Seekrankenkassen
4. Knappschaftliche Krankenkassen

A. nur 4 ist richtig
B. nur 1 und 2 sind richtig
C. nur 1, 2 und 3 sind richtig
D. nur 2, 3 und 4 sind richtig
E. 1 - 4 = alle sind richtig

2.040 Welche Aussage trifft zu?

Leistungen der gesetzlichen Krankenversicherung sind:

1. Maßnahmen zur Früherkennung von Krankheiten
2. Übernahme von Entbindungskosten
3. Krankenhilfe
4. Haushaltshilfe
5. Zahlung eines Krankengeldes nach dem 6. Tag der durch Krankheit bedingten Arbeitsunfähigkeit

A. nur 1 und 2 sind richtig
B. nur 2 und 3 sind richtig
C. nur 1, 3 und 5 sind richtig
D. nur 1, 2, 3 und 4 sind richtig
E. 1 - 5 = alle sind richtig

2.041 Welche Aussage trifft zu?

Ansprüche auf Rehabilitationsleistungen haben krankenversicherte bzw. mitversicherte

1. Hausfrauen
2. Rentner
3. im Arbeitsprozeß Stehende
4. Kinder

A. nur 3 ist richtig
B. nur 3 und 4 sind richtig
C. nur 1, 3 und 4 sind richtig
D. nur 2, 3 und 4 sind richtig
E. 1 - 4 = alle sind richtig

2.042 Welche der folgenden Aussagen zum sozialen Sicherungssystem der Bundesrepublik Deutschland ist/sind richtig?

1. Die Rentenversicherung basiert weitgehend auf dem Subsidiaritätsprinzip
2. Sozialleistungen für Beamte basieren auf dem Solidaritätsprinzip
3. Kriegsrenten fallen unter das Versorgungsprinzip
4. Die öffentliche Fürsorge setzt ihre Mittel erst nach Überprüfung und Bestätigung der Bedürftigkeit ein

A. nur 4 ist richtig
B. nur 2 und 3 sind richtig
C. nur 3 und 4 sind richtig
D. nur 2, 3 und 4 sind richtig
E. 1 - 4 = alle sind richtig

2.043 Welche Aussage trifft zu?

Zu den RVO-Kassen zählen:

1. Ortskrankenkassen
2. Innungskrankenkassen
3. Betriebskrankenkassen
4. Ersatzkassen
5. Privatkrankenkassen

A. nur 1 und 4 sind richtig
B. nur 1, 2 und 3 sind richtig
C. nur 1, 3 und 5 sind richtig
D. nur 2, 3 und 4 sind richtig
E. 1 - 5 = alle sind richtig

2.044 Welche Aussage trifft zu?

Zu den Trägern der Rehabilitation gehören:

1. Ortskrankenkassen
2. Berufsgenossenschaften
3. Bundesanstalt für Arbeit
4. Gesundheitsämter
5. Landesversicherungsanstalten

A. nur 1 und 2 sind richtig
B. nur 1 und 4 sind richtig
C. nur 2, 3 und 4 sind richtig
D. nur 1, 2, 3 und 5 sind richtig
E. 1 - 5 = alle sind richtig

2.045 Welche Aussage trifft zu?

Die Leistungen der Rentenversicherung können umfassen:

1. Heilverfahren
2. Berufsförderung durch Umschulung

3. Gewährung eines Übergangsgeldes
4. Nachgehende soziale Maßnahmen zur Sicherung des Heilerfolges

A. nur 1 und 2 sind richtig
B. nur 1 und 4 sind richtig
C. nur 1, 2 und 3 sind richtig
D. nur 2, 3 und 4 sind richtig
E. 1 - 4 = alle sind richtig

2.046 Welche Aussage trifft zu?

Die durch das Bundessozialhilfegesetz garantierte "Hilfe in besonderen Lebenslagen" umfaßt für die Anspruchsberechtigten u.a.

1. Blindenhilfe
2. Ausbildungshilfe
3. vorbeugende Gesundheitshilfe
4. Hilfe zur Pflege
5. Altenhilfe

A. nur 3 und 4 sind richtig
B. nur 1, 2 und 5 sind richtig
C. nur 1, 4 und 5 sind richtig
D. nur 2, 3 und 4 sind richtig
E. 1 - 5 = alle sind richtig

2.047 Welche Aussage trifft zu?

Das Bundessozialhilfegesetz sichert einem anspruchsberechtigten Kranken in der Bundesrepublik Deutschland

1. Leistungen, die in der Regel zurückerstattet werden müssen
2. Leistungen, die generell nach dem Ermessen des Sozialamtes erbracht werden und nicht einklagbar sind
3. Leistungen, die denen der gesetzlichen Krankenversicherung entsprechen
4. Krankenhilfe unabhängig davon, ob auch Ansprüche an andere Leistungsträger bestehen

A. nur 3 ist richtig
B. nur 1 und 2 sind richtig
C. nur 1 und 3 sind richtig
D. nur 2 und 4 sind richtig
E. nur 1, 3 und 4 sind richtig

2.048 Welche Aussage trifft zu?

Träger der Sozialversicherung sind in der Bundesrepublik Deutschland:

1. Berufsgenossenschaften
2. Gesundheitsämter
3. Sozialämter

4. Krankenkassen
   5. Landesversicherungsanstalten

   A. nur 4 ist richtig
   B. nur 1, 4 und 5 sind richtig
   C. nur 1, 2, 3 und 4 sind richtig
   D. nur 1, 2, 4 und 5 sind richtig
   E. 1 - 5 = alle sind richtig

2.049 Welche Aussage trifft zu?

   Welche Maßnahmen bieten sich an, wenn infolge einer Behinderung Berufsunfähigkeit droht?

   1. innerbetriebliche Umsetzung
   2. stationäre Berufsausbildung (Umschulung) in einem Berufsförderungswerk
   3. Unterbringung in einer Werkstätte für Behinderte (beschützende Werkstätte)
   4. Teilnahme an Förderungslehrgängen
   5. finanzielle Zuschüsse auf Zeit an Arbeitgeber bei herabgesetzter Leistungsfähigkeit

   A. nur 1 und 3 sind richtig
   B. nur 2 und 4 sind richtig
   C. nur 1, 3 und 4 sind richtig
   D. nur 1, 4 und 5 sind richtig
   E. 1 - 5 = alle sind richtig

2.050 Welche Aussage(n) trifft/treffen zu?

   Im Sinne der Rentenversicherung ist Erwerbsunfähigkeit gegeben, wenn

   1. eine regelmäßige Tätigkeit z.B. infolge chronischer Krankheit nicht mehr ausgeübt werden kann
   2. die bisher ausgeübte Tätigkeit infolge Krankheit nicht mehr ausgeübt werden kann
   3. wegen Krankheit oder Gebrechen nur noch eine regelmäßige tägliche Arbeitszeit von max. 4 h zumutbar ist

   A. keine der Aussagen 1. bis 3. ist richtig
   B. nur 1 ist richtig
   C. nur 2 ist richtig
   D. nur 3 ist richtig
   E. nur 1 und 2 sind richtig

2.051 Welche Aussage trifft zu?

   Zur Vermeidung versicherungsrechtlicher Nachteile besteht eine Duldungspflicht hinsichtlich einer zumutbaren ärztlichen Behandlung für den Patienten in der

   1. gesetzlichen Krankenversicherung
   2. privaten Krankenversicherung
   3. gesetzlichen Unfallversicherung

4. gesetzlichen Rentenversicherung

A. nur 1 ist richtig
B. nur 1 und 2 sind richtig
C. nur 1, 2 und 3 sind richtig
D. nur 2, 3 und 4 sind richtig
E. 1 - 4 = alle sind richtig

2.052 Welche Aussage trifft zu?

Die gesetzliche Unfallversicherung

1. wird von Beiträgen erhalten, die Arbeitgeber und Arbeitnehmer zu je 50 % tragen
2. läßt den Durchgangsarzt entscheiden, ob eine Spezialbehandlung z.B. in einer Unfallklinik erforderlich ist
3. verlangt den Nachweis, daß ein ursächlicher Zusammenhang zwischen der beruflichen Tätigkeit und dem Unfall besteht
4. zahlt bei einer unfallbedingten völligen Erwerbsunfähigkeit eine Vollrente in Höhe des letzten Jahresverdienstes
5. hat die Aufgabe, selbst Verhütungsmaßnahmen zu organisieren, um die Zahl der Schadensereignisse zu reduzieren

A. nur 3 und 4 sind richtig
B. nur 1, 2 und 5 sind richtig
C. nur 2, 3 und 5 sind richtig
D. nur 2, 3, 4 und 5 sind richtig
E. 1 - 5 = alle sind richtig

2.053 Welche Aussage trifft zu?

Gesetzliche Voraussetzungen für die Neueinführung von Früherkennungsmaßnahmen entsprechend der Reichsversicherungsordnung sind:

1. Vor- und Frühstadien der betreffenden Krankheiten sind durch diagnostische Maßnahmen erfaßbar
2. Die betreffenden Krankheiten sind wirksam behandelbar
3. Es müssen genügend Ärzte und Einrichtungen für eine eingehende Diagnostik der aufgefundenen Verdachtsfälle und für die Behandlung vorhanden sein

A. nur 3 ist richtig
B. nur 1 und 2 sind richtig
C. nur 1 und 3 sind richtig
D. nur 2 und 3 sind richtig
E. 1 - 3 = alle sind richtig

2.054 Welche Aussagen zur gesetzlichen Rentenversicherung treffen zu?

Die Rentenversicherung kennt folgende Rentenarten:

1. Berufs- und Erwerbsunfähigkeitsrenten
2. Ausfallzeitrenten
3. Altersruhegelder
4. Hinterbliebenenrenten
5. Unfallrenten

A. nur 1, 2 und 4 sind richtig
B. nur 1, 3 und 4 sind richtig
C. nur 2, 3 und 4 sind richtig
D. nur 1, 3, 4 und 5 sind richtig
E. 1 - 5 = alle sind richtig

2.055 Welche Aussage trifft zu?

Was darf auf dem Teil der Arbeitsunfähigkeitsbescheinigung stehen, den die Krankenkasse erhält?

1. Zeitangabe über die voraussichtliche Dauer der Arbeitsunfähigkeit
2. Diagnose
3. Symptome der Erkrankung
4. Hinweis für die Einleitung eines Heilverfahrens
5. Hinweis, daß Vorstellung beim vertrauensärztlichen Dienst erwünscht ist

A. nur 2 ist richtig
B. nur 1, 2 und 3 sind richtig
C. nur 1, 4 und 5 sind richtig
D. nur 1, 2, 3 und 4 sind richtig
E. 1 - 5 = alle sind richtig

2.056 Prüfen Sie bitte die folgenden Aussagen zur gesetzlichen Sozialversicherung:

1. In der gesetzlichen Krankenversicherung ist die Beitragsbemessungsgrenze gleichzeitig Versicherungspflichtgrenze für Arbeiter und Angestellte
2. Arbeiter und Angestellte sind in der gesetzlichen Krankenversicherung ohne Berücksichtigung einer Einkommensgrenze pflichtversichert
3. Zu den Rentenarten der gesetzlichen Rentenversicherung gehören Altersrenten, Hinterbliebenenrenten sowie Renten wegen Berufs- und Erwerbsunfähigkeit
4. Leistungen nach Arbeitsunfällen und bei Berufskrankheiten werden in der gesetzlichen Unfallversicherung nach dem Grundsatz der "haftungsbegründenden Kausalität" erbracht

A. nur 1 ist richtig

B. nur 2 ist richtig
C. nur 1 und 3 sind richtig
D. nur 3 und 4 sind richtig
E. nur 2, 3 und 4 sind richtig

2.057 Welche Aussage trifft zu?
Folgende Begriffe spielen in der gesetzlichen Unfallversicherung eine wesentliche Rolle:
1. D-Arztverfahren
2. Wahrscheinlichkeit des Kausalzusammenhanges
3. Berufsunfähigkeit
4. Minderung der Erwerbstätigkeit

A. nur 3 ist richtig
B. nur 2 und 3 sind richtig
C. nur 1, 2 und 4 sind richtig
D. nur 2, 3 und 4 sind richtig
E. 1 - 4 = alle sind richtig

2.058 Welche der folgenden Aussagen kennzeichnen die gesetzliche Krankenversicherung (GKV)?
1. Die GKV basiert auf der Reichsversicherungsordnung als einer gesetzlichen Grundlage für Ansprüche im Krankheitsfall
2. Die voraussichtlichen Ausgaben für den einzelnen entsprechen immer seinen Beiträgen
3. Anspruch auf Familienhilfe besteht nur dann, wenn der Versicherte für seine unterhaltsberechtigten Angehörigen Beiträge bezahlt
4. Die arbeitenden Versicherten zahlen für diejenigen, die wegen Krankheit nicht arbeiten können

A. nur 1 und 2 sind richtig
B. nur 1 und 4 sind richtig
C. nur 2 und 3 sind richtig
D. nur 1, 2 und 4 sind richtig
E. nur 1, 3 und 4 sind richtig

2.059 Welche Aussage trifft zu?
Die Sozialhilfe übernimmt gegebenenfalls Leistungen in folgenden Sparten der medizinischen Versorgung:
1. ambulante Behandlung
2. stationäre Behandlung
3. medikamentöse Behandlung
4. vorbeugende Gesundheitshilfe
5. Versorgung mit Prothesen

A. nur 1, 2 und 3 sind richtig
B. nur 1, 2, 4 und 5 sind richtig
C. nur 1, 3, 4 und 5 sind richtig

D. nur 2, 3, 4 und 5 sind richtig
E. 1 - 5 = alle sind richtig

# 3. SOZIALMEDIZINISCHE PROBLEME DER KRANKHEITSVERHÜTUNG

## AUFGABENTYP A

3.001 Welche Aussage trifft zu?

Voraussatzung für eine effektive primäre Prävention ist:

- A. Die Faktoren, die mit der Inzidenz der Erkrankung korrelieren, müssen bekannt sein
- B. Jeder Arzt muß die erforderlichen Untersuchungen durchführen können
- C. Die Erkrankung muß im Frühstadium eine bessere Überlebenschance haben als im Spätstadium
- D. Die Untersuchungsmethoden müssen in Bezug auf Sensitivität und Spezifität validiert sein
- E. Keine der angeführten Voraussetzungen muß erfüllt sein

3.002 Welcher der folgenden Begriffe entspricht nach der Definition der Weltgesundheitsorganisation am ehesten sekundärer Prävention?

- A. Screening
- B. Rezidivprophylaxe
- C. Gesundheitserziehung
- D. Schutzimpfung
- E. Rehabilitation

3.003 Welche Aussage trifft zu?

Bei einem Arbeiter wird wegen einer rheumatoiden Arthritis ein Heilverfahren für die Dauer von 6 Wochen durchgeführt. Während dieses Heilverfahrens werden alle Behandlungs- und Aufenthaltskosten vom Sozialversicherungsträger getragen.
Die Lohnfortzahlung übernimmt:

- A. die Sozialversicherung
- B. die Krankenkasse
- C. der Arbeitgeber
- D. das Sozialamt
- E. Eine Lohnfortzahlung ist unter diesen Umständen nicht möglich

3.004 Welche Aussage trifft zu?

Die Leistungspflicht bei anerkannten Berufskrankheiten ist geregelt in

- A. der sozialen Krankenversicherung
- B. der gesetzlichen Unfallversicherung
- C. dem Bundesversorgungsgesetz

D. der Rentenversicherung der Arbeiter und Angestellten
E. der Arbeitslosenversicherung

3.005 Welche der nachstehenden Einrichtungen ist zuständig bzw. zur Vorleistung verpflichtet, wenn für einen behinderten Jugendlichen eine berufliche Erstausbildung mit Abschluß angestrebt wird?
A. die Bundesanstalt für Arbeit
B. das Gesundheitsamt
C. die Arbeiterrentenversicherung
D. das Sozialamt
E. der überörtliche Träger der Sozialhilfe

3.006 Welche Aussage trifft zu?

Ein Screening-Test zum Nachweis von Diabetes mellitus soll in Apotheken angeboten werden. Ein solcher Test sollte

A. eine möglichst große Spezifität, eventuell auf Kosten der Sensitivität, besitzen
B. eine möglichst große Sensitivität, eventuell auf Kosten der Spezifität, besitzen
C. möglichst wenig falsch positive Ergebnisse liefern, eventuell auf Kosten der Sensitivität
D. möglichst viele falsch negative Ergebnisse liefern
E. einen möglichst kleinen Fehler 1. Art besitzen

3.007 Welche Aussage trifft nicht zu?

Der Leistungskatalog der gesetzlichen Krankenversicherung zur Früherkennung von Krebserkrankungen beim Mann enthält:

A. Inspektion und Palpation des Genitales
B. digitale Untersuchung des Rektums
C. Proktoskopie
D. Test auf okkultes Blut im Stuhl
E. Palpation der inguinalen Lymphknoten

3.008 Welcher der genannten Rehabilitationsträger ist nicht für die berufliche Rehabilitation zuständig?
A. Kriegsopferversorgung
B. Unfallversicherung
C. Krankenversicherung
D. Sozialhilfe
E. Bundesanstalt für Arbeit

3.009 Als Risikofaktor für kardiovaskuläre Erkrankungen kommt nach derzeitigem Erkenntnisstand nicht in Betracht:

A. Hypertonie
B. Zigarettenrauchen
C. Übergewicht
D. erhöhtes LDL-Cholesterin
E. erhöhtes HDL-Cholesterin

3.010 Welche Aussage zur Inanspruchnahme präventivmedizinischer Untersuchungen trifft nicht zu?
   A. Der Laie hat zu entscheiden, ob er Leistungen zur Krankheitsfrüherkennung nutzen will
   B. Mangelnde Aufklärung über die Befunde von Früherkennungsuntersuchungen kann zu geringerer Nutzung späterer Untersuchungen führen
   C. Angst vor Entdeckung einer Krankheit kann bei Berufstätigen mit unsicherem Arbeitsplatz zur Meidung von Vorsorgeuntersuchungen führen
   D. Aufgrund ihres rechtlichen Status sind ausländische Arbeitnehmer in der Regel von der Teilnahme an Krankheitsfrüherkennungsuntersuchungen ausgeschlossen
   E. Schwangerschaftsvorsorgeuntersuchungen werden von Angehörigen der Mittelschicht häufiger genutzt als von Unterschichtsangehörigen

3.011 Welche Aussage trifft nicht zu?

   Typisches Beispiel für sekundäre Prävention ist
   A. Gabe von Standardimmunglobulin zur Hepatitis A-Prophylaxe
   B. Suppressivprophylaxe bei Einreise in Malaria-Endemiegebiete
   C. Rezidivprophylaxe bei Herzinfarktpatienten
   D. Gewichtsreduktion bei Diabetes mellitus
   E. Filteruntersuchung zur Erkennung einer Phenylketonurie

A U F G A B E N T Y P   C

3.012 Erfolgreiche Gesundheitsbildung kann sich auf den kognitiven Bereich beschränken,

weil

ausreichendes Gesundheitswissen ein gesundheitsbewußtes Verhalten garantiert.

3.013 Gesundheitserziehung sollte vorwiegend mit positiven Argumenten arbeiten,

weil

das Herausstellen drastischer negativer Folgen häufig zu Abwehrhaltung und Gegensteuerung führt.

3.014 Ziel eines Screenings (Filteruntersuchung) ist nicht die endgültige Diagnose,

weil

Filteruntersuchungen lediglich darauf gerichtet sind, Personen zu erkennen, bei denen der Verdacht gegeben ist, daß sie an der betreffenden Krankheit leiden können.

3.015 Der Rehabilitationsprozeß sollte erst nach Abschluß der kurativen Phase einsetzen,

weil

während der kurativen Phase Gewöhnung an die Behinderung nicht zu befürchten ist.

3.016 Die Bestimmung des $\alpha_1$-Fetoproteins kann bei $HB_s$-Ag-positiver Leberzirrhose sinnvoll sein,

weil

die Bestimmung des $\alpha_1$-Fetoproteins einen Hinweis auf ein primäres Leberzellkarzinom geben kann.

A U F G A B E N T Y P  D

3.017 Welche Aussage trifft zu?

Das am 1. Mai 1974 in Kraft getretene "Gesetz zur Sicherung der Eingliederung Schwerbehinderter in Arbeit, Beruf und Gesellschaft" sieht u.a. für Personen, die als Schwerbehinderte anerkannt wurden, vor:

1. 35-Stunden-Arbeitswoche
2. Zusatzurlaub von 6 Tagen
3. gleitende Arbeitszeit
4. zusätzlicher Kündigungsschutz

A. nur 1 und 2 sind richtig
B. nur 2 und 4 sind richtig
C. nur 1, 2 und 3 sind richtig
D. nur 2, 3 und 4 sind richtig
E. 1 - 4 = alle sind richtig

3.018 Die Wiedereingliederung von Rehabilitanten in den Arbeitsprozeß erfährt oft Verzögerung.

Welche der untenstehenden Faktoren sind dafür **meistens** verantwortlich?

1. mangelnde Koordination innerhalb der verschiedenen Institutionen
2. Rentenbegehren des Rehabilitanten
3. ungenügende Anstellungsmöglichkeiten
4. Rezidivieren der Erkrankung
5. Verlorengehen des Rehabilitationsvorganges im langen Weg der Administration

A. nur 1 und 2 sind richtig
B. nur 2 und 4 sind richtig
C. nur 1, 2 und 3 sind richtig
D. nur 1, 2, 3 und 5 sind richtig
E. nur 1, 3, 4 und 5 sind richtig

3.019 Welche Aussage trifft zu?

Maßnahmen zur beruflichen Rehabilitation sind:

1. Arbeitserprobung
2. Umschulung
3. Eingliederungshilfe an den Arbeitgeber
4. Hilfen zur Erhaltung eines Arbeitsplatzes

A. nur 2 ist richtig
B. nur 4 ist richtig
C. nur 2 und 3 sind richtig
D. nur 2, 3 und 4 sind richtig
E. 1 - 4 = alle sind richtig

3.020 Welche Aussage trifft zu?

Folgende Maßnahmen gehören in das Programm der Früherkennungsaktion des Krebses der Frau, das die gesetzlichen Krankenkassen tragen:

1. gynäkologische Untersuchung
2. rektale Untersuchung
3. 2 zytologische Abstriche
4. Urinuntersuchung
5. Inspektion und Palpation der Mammae

A. nur 1 und 5 sind richtig
B. nur 1, 2 und 5 sind richtig
C. nur 1, 4 und 5 sind richtig
D. nur 1, 2, 4 und 5 sind richtig
E. 1 - 5 = alle sind richtig

3.021 Welche Aussage trifft zu?

Als Maßnahme(n) der primären Prävention gilt/gelten:

1. Röntgenreihenuntersuchung
2. Gesundheitserziehung
3. Polioschluckimpfung
4. Krebsfrüherkennung

A. nur 2 ist richtig
B. nur 4 ist richtig
C. nur 2 und 3 sind richtig
D. nur 1, 2 und 3 sind richtig
E. 1 - 4 = alle sind richtig

3.022 Welche Aussage trifft zu?

Nach den Krebsfrüherkennungsrichtlinien gehört (gehören) in der gesetzlichen Krankenversicherung (GKV) zur Krebsfrüherkennungsuntersuchung der Frau u.a.

1. rektale Untersuchung
2. Mammographie
3. zytologische Untersuchung von Abstrichmaterial von Portiooberfläche und Zervikalkanal
4. Test auf okkultes Blut im Stuhl

A. nur 2 ist richtig
B. nur 1 und 3 sind richtig
C. nur 1, 3 und 4 sind richtig
D. nur 2, 3 und 4 sind richtig
E. 1 - 4 = alle sind richtig

3.023 Welche Aussage trifft zu?

Beispiele für primäre Prävention sind:

1. Jodanreicherung des Kochsalzes
2. genetische Beratung

3. Schutzimpfung gegen Pocken
4. Gesundheitsbelehrung durch Medien
5. Krebsvorsorgeuntersuchungen

A. nur 5 ist richtig
B. nur 1, 2 und 3 sind richtig
C. nur 3, 4 und 5 sind richtig
D. nur 1, 2, 3 und 4 sind richtig
E. 1 - 5 = alle sind richtig

3.024 Welche Aussage trifft zu?

§ 181 RVO regelt den Personenkreis für Früherkennungsmaßnahmen.
Er umfaßt hinsichtlich der Krebsvorsorge

1. Kinder zwischen 4 und 14 Jahren
2. Frauen vom Beginn des 30. Lebensjahres an
3. Männer vom Beginn des 45. Lebensjahres an

A. nur 2 ist richtig
B. nur 3 ist richtig
C. nur 1 und 2 sind richtig
D. nur 2 und 3 sind richtig
E. 1 - 3 = alle sind richtig

3.025 Welche Aussage trifft zu?

Als primäre Prävention kann man betrachten:

1. die Impfung gegen Diphtherie
2. den Guthrie-Test auf Phenylketonurie
3. die Tetanus-Auffrischimpfung
4. die Trinkwasserfluoridierung

A. nur 3 ist richtig
B. nur 1 und 3 sind richtig
C. nur 1, 2 und 4 sind richtig
D. nur 1, 3 und 4 sind richtig
E. 1 - 4 = alle sind richtig

3.026 Welche Aussage trifft zu?

Rehabilitationsleistungen werden durch folgende Träger erbracht:

1. Rentenversicherung
2. gesetzliche Unfallversicherung
3. gesetzliche Krankenversicherung
4. Bundesanstalt für Arbeit
5. Sozialhilfe

A. nur 2 und 3 sind richtig
B. nur 1, 2 und 4 sind richtig
C. nur 1, 2, 3 und 5 sind richtig
D. nur 1, 3, 4 und 5 sind richtig
E. 1 - 5 = alle sind richtig

3.027 Welche Aussage trifft zu?

Rehabilitation als integrierter medizinisch-sozialer Prozeß kann im Einzelfall erfordern:

1. Erstellung eines Planes für sämtliche Rehabilitationsmaßnahmen
2. Feststellung der leiblichen und seelischen Konstitution des Rehabilitanden
3. Einleitung gezielter Übungsbehandlung
4. Überprüfung der Gegebenheiten in Wohnsituation und/oder am Arbeitsplatz
5. Beratung zur psychosozialen Reintegration

A. nur 3 und 4 sind richtig
B. nur 1, 2 und 3 sind richtig
C. nur 3, 4 und 5 sind richtig
D. nur 1, 2, 3 und 5 sind richtig
E. 1 - 5 = alle sind richtig

# 4. GRUNDFRAGEN DER GESUNDHEITLICHEN BETREUUNG

## AUFGABENTYP A

**4.001** Welche Aussage trifft zu?

Die Bundesärztekammer ist

A. eine Körperschaft des öffentlichen Rechts
B. eine Bundesbehörde
C. ein Selbstverwaltungsorgan der niedergelassenen Ärzte Deutschlands
D. eine Aufsichtsbehörde für sämtliche approbierten Ärzte in der BRD
E. ein freiwilliger Zusammenschluß der bundesdeutschen Landesärztekammern zu einer Arbeitsgemeinschaft mit der Bezeichnung "Bundesärztekammer"

**4.002** Welche Aussage trifft zu?

Zwischen 1970 und 1976 stiegen die Ausgaben der gesetzlichen Krankenversicherung absolut am stärksten für

A. ambulante ärztliche Behandlung
B. zahnärztliche Behandlung
C. Arzneimittel
D. Kuren
E. Krankenhausbehandlung

**4.003** Welche Aussage trifft zu?

Die höchsten Aufwendungen der gesetzlichen Krankenversicherung sind zur Zeit notwendig für

A. Krankengeld
B. Arzneimittel
C. Krankenhauskosten
D. Arzthonorare
E. Zahnersatz

**4.004** Welche Aussage trifft zu?

Für die Sicherstellung der ambulanten ärztlichen Versorgung ist/sind zuständig die

A. Gemeinden bzw. Landkreise
B. Krankenkassen
C. für das Gesundheitswesen zuständigen Länderministerien
D. Bundesregierung
E. kassenärztlichen Vereinigungen

**4.005** Welche der genannten Institutionen ist eine privatrechtliche Vereinigung?

A. Bundesärztekammer

B. Landesärztekammer
C. Kassenärztliche Bundesvereinigung
D. Kassenärztliche Vereinigungen in den Ländern
E. Keine der obigen

4.006 Welche Aussage trifft zu?

Welche Institution erteilt die Zulassung zur Kassenarzttätigkeit?

A. Die Landesärztekammer
B. Die Kassenärztliche Bundesvereinigung
C. Die Kassenärztliche Vereinigung in dem jeweiligen Bundesland
D. Die Universität, in deren Bereich die Kassenarzttätigkeit ausgeübt werden soll
E. Die zuständige Gesundheitsbehörde

4.007 Welche Aussage trifft zu?

Das Verhältnis der niedergelassenen Ärzte zu den Krankenhausärzten in der Bundesrepublik Deutschland beträgt etwa

A. 1 : 10
B. 1 : 4
C. 1 : 1
D. 4 : 1
E. 10 : 1

4.008 Welche Aussage trifft zu?

Bei welcher der folgenden Einrichtungen sind zwei oder mehrere Ärzte gemeinsam gegenüber der kassenärztlichen Vereinigung verantwortlich tätig und rechnen gemeinsam verantwortlich mit dieser ab?

A. Praxisgemeinschaft
B. Gemeinschaftspraxis
C. Apparategemeinschaft
D. Belegkrankenhaus
E. Praxisklinik

4.009 Welche Aussage trifft zu?

Wie lange soll der Arzt die Durchschrift einer Arbeitsunfähigkeitsbescheinigung bei seinen Unterlagen mindestens aufbewahren?

A. 6 Monate
B. 1 Jahr
C. 2 Jahre
D. 5 Jahre
E. 10 Jahre

4.010 Welche Aussage trifft zu?

Ein Berufsverbot gegen den Arzt

A. kann nur durch berufsgerichtliche Entscheidung verhängt werden
B. kann durch die Verwaltungsbehörde verhängt werden
C. kann durch richterliches Urteil in einem Strafverfahren verhängt werden
D. muß bei Verurteilung zu einer Freiheitsstrafe von über 5 Jahren verhängt werden
E. muß verhängt werden, wenn bei Verurteilung wegen einer rechtswidrigen Tat die Gefahr erkennbar ist, daß der Arzt bei weiterer Ausübung seines Berufs erhebliche Straftaten begehen wird

4.011 Welche Aussage trifft nicht zu?

Zu den fürsorglichen Aufgaben eines Gesundheitsamtes gehören

A. Beratung von Körperbehinderten
B. schulzahnärztliche Tätigkeit
C. Beratung von Geschlechtskranken
D. Kontrolle von Schwimmbädern
E. Betreuung von Alkoholikern

4.012 Welche Aussage trifft nicht zu?

Zu den Aufgaben des Gesundheitsamtes gehört die

A. Überwachung der Krankenanstalten in hygienischer Hinsicht
B. Mitwirkung bei der Krankenhausplanung
C. Überwachung der öffentlichen Bäder
D. Betreuung psychisch Kranker
E. Bedarfsplanung von Kindertagesstätten

## AUFGABENTYP B

Ordnen Sie bitte den im Rahmen der Gesundheitsökonomie verwendeten Begriffen der <u>Liste 1</u> die jeweils zutreffende Definition (<u>Liste 2</u>) zu.

<u>Liste 1</u>          <u>Liste 2</u>

4.013 Effektivität   A. Bekanntheitsgrad einer Vorsorgemaßnahme
4.014 Effizienz      B. Bewertung von (medizinischen) Maßnahmen
                     C. Wirksamkeit von (medizinischen) Maßnahmen
                     D. flankierende Maßnahmen zur Steigerung der Wirkung von (medizinischen) Maßnahmen
                     E. Verhältnis der aufgewendeten Mittel zur Wirksamkeit von (medizinischen) Maßnahmen

A U F G A B E N T Y P  C

4.015 Der Kassenarzt ist in der Bundesrepublik Deutschland der Krankenkasse gegenüber nicht unmittelbar Vertragspartner,

weil

in die Verhandlungen zwischen Kassenarzt und Krankenkasse die Ärztekammer eingeschaltet werden muß.

4.016 Für den Schaden, den eine medizinisch-technische Assistentin in einer Praxis durch ein schuldhaft falsch ausgewertetes Blutbild angerichtet hat, haftet sie allein,

weil

die medizinisch-technische Assistentin aufgrund ihrer Berufsausbildung zu einer auf ihrem Arbeitsgebiet sorgfältigen und gewissenhaften Tätigkeit verpflichtet ist.

4.017 Die Behandlungsursachen sind bei Krankenhauspatienten und in der Allgemeinpraxis behandelten Patienten in etwa gleich,

weil

sich im Krankenhaus und in der Allgemeinpraxis die Morbidität der Bevölkerung in gleicher Weise widerspiegelt und lediglich die Schwere der Erkrankungen differiert.

4.018 Bei beabsichtigter Niederlassung muß vor der Praxiseröffnung das zuständige Gesundheitsamt die Praxiseinrichtung besichtigen,

weil

das Gesundheitsamt als Aufsichtsbehörde feststellen muß, ob die notwendigen räumlichen, sachlichen und personellen Voraussetzungen zur freiberuflichen ärztlichen Tätigkeit gegeben sind.

4.019 Der Arzt kann die Übernahme der Behandlung eines nicht akut erkrankten Privatpatienten prinzipiell nicht ablehnen,

weil

seit der Einschränkung der Kurierfreiheit durch das Heilpraktikergesetz vom 17.02.1939 ein genereller Kurierzwang (Behandlungspflicht) für den Arzt vorgeschrieben ist.

4.020 Der Abschluß eines Krankenversicherungsvertrages

zwischen einer privaten Krankenversicherung und einem Diabetiker kann vom Versicherungsunternehmen abgelehnt werden,

<u>weil</u>

auch in der gesetzlichen Krankenversicherung die Leistung der Krankenkasse für ein Leiden, an dem der Pflichtversicherte bereits vor Beginn der Mitgliedschaft bei der Kasse erkrankt war (vorbestehendes Leiden), regelmäßig ausgeschlossen ist.

4.021 Bei einem in einer gesetzlichen Krankenkasse versicherten Patienten darf der Kassenarzt bei Verdacht auf ein Ulcus ventriculi entweder nur die röntgenologische oder eine gastroskopische Untersuchung veranlassen,

<u>weil</u>

die Reichsversicherungsordnung dem Versicherten nur den Anspruch auf die ärztliche Versorgung einräumt, die nach den Regeln der ärztlichen Kunst zweckmäßig und ausreichend ist.

A U F G A B E N T Y P   D

4.022 Welche Aussage trifft zu?

Es ist Aufgabe der Tuberkulosefürsorgestellen des öffentlichen Gesundheitswesens

1. Infektionsquellen für Tuberkulose zu ermitteln
2. tuberkulosegefährdete Personen zu überwachen
3. kostenlose Beratung von Tuberkulosekranken durchzuführen
4. selbst die Behandlung von an Tuberkulose erkrankten nicht versicherten Personen durchzuführen
5. Reihenuntersuchungen zur Erkennung von Erkrankungen an Tuberkulose in der Bevölkerung vorzunehmen

A. nur 1 und 2 sind richtig
B. nur 1 und 3 sind richtig
C. nur 1, 2, 3 und 5 sind richtig
D. nur 2, 3, 4 und 5 sind richtig
E. 1 - 5 = alle sind richtig

4.023 Welche Aussage trifft zu?

Berufsgerichtliche Verfahren (im Rahmen der ärztlichen Berufsgerichtsbarkeit)

1. betreffen nur Streitfälle zwischen Ärzten
2. müssen stets außer Betracht bleiben, wenn für das Delikt bereits ein Strafurteil eines ordentlichen Gerichtes ergangen ist (Grundsatz der Unzulässigkeit einer Doppelbestrafung)
3. betreffen "berufsunwürdige" Handlungen

A. nur 1 ist richtig
B. nur 2 ist richtig
C. nur 3 ist richtig
D. nur 1 und 2 sind richtig
E. 1 - 3 = alle sind richtig

4.024 Welche Aussage trifft zu?

Die kassenärztlichen Vereinigungen

1. sind Zwangskörperschaften für alle praktizierenden Ärzte
2. haben laut geltendem Recht die Sicherstellung der kassenärztlichen Versorgung zu gewährleisten
3. sind für Honorarverhandlungen mit den Krankenkassen zuständig

A. nur 2 ist richtig
B. nur 3 ist richtig
C. nur 1 und 2 sind richtig

D. nur 2 und 3 sind richtig
E. 1 - 3 = alle sind richtig

4.025 Welche Aussage(n) über Gesundheitsämter ist/sind richtig?

1. Sie haben die Aufgabe, durch gesundheitliche Aufklärung Behinderungen vorzubeugen
2. Sie sollen durch Schulgesundheitspflege Behinderungen vorbeugen
3. Sie haben Aufgaben in der Betreuung von Suchtkranken
4. Sie können bei der Unterbringung psychisch Kranker in geschlossenen Einrichtungen mitwirken

A. nur 1 ist richtig
B. nur 2 und 3 sind richtig
C. nur 1, 2 und 3 sind richtig
D. nur 2, 3 und 4 sind richtig
E. 1 - 4 = alle sind richtig

4.026 Welche Aussage trifft zu?

Eine Gemeinschaftspraxis ist gekennzeichnet durch

1. gemeinsames Patientengut
2. gemeinsame Räume
3. gemeinsames Personal
4. gemeinsame Geräte
5. gemeinsame kassenärztliche Einnahmen

A. nur 2 und 4 sind richtig
B. nur 1, 2 und 3 sind richtig
C. nur 2, 3 und 4 sind richtig
D. nur 1, 2, 4 und 5 sind richtig
E. 1 - 5 = alle sind richtig

4.027 Welche Aussage trifft zu?

Der Umfang der ärztlichen Versorgung von Versicherten der gesetzlichen Krankenkassen ist in der RVO festgelegt.
Danach soll die Versorgung sein:

1. optimal
2. ausreichend
3. zweckmäßig
4. das Maß des notwendigen nicht überschreitend

A. Keine der Aussagen 1 - 4 trifft zu
B. nur 1 ist richtig
C. nur 2 und 3 sind richtig
D. nur 1, 2 und 3 sind richtig
E. nur 2, 3 und 4 sind richtig

4.028 Welche Aussage trifft zu?

Zu den Aufgaben der Gesundheitsämter gehört die

1. Durchführung der vorgeschriebenen Untersuchungen von Personen, die mit der Lebensmittelherstellung beschäftigt sind
2. bakteriologische Untersuchung der Beschaffenheit tierischer Lebensmittel
3. Überwachung von Kindergärten und Altenheimen in hygienischer Hinsicht
4. Überwachung der Krankenhaushygiene von privaten und kommunalen Krankenhäusern durch Begehung

A. nur 3 und 4 sind richtig
B. nur 1, 2 und 3 sind richtig
C. nur 1, 2 und 4 sind richtig
D. nur 1, 3 und 4 sind richtig
E. 1 - 4 = alle sind richtig

4.029 Welche Aussage trifft zu?

Hinsichtlich der Approbation als Arzt gilt (gelten):

1. Die Erteilung der Approbation muß erfolgen, wenn beim Antragsteller die in der Bundesärzteordnung aufgeführten Voraussetzungen vorliegen
2. Die Erteilung der Approbation kann wegen zu großer Ärztedichte in bestimmten Gebieten versagt werden
3. Die Approbation muß widerrufen werden, wenn der Arzt sich nach Erteilung der Approbation eines Verhaltens schuldig gemacht hat, aus dem sich seine Unwürdigkeit zur Ausübung des ärztlichen Berufes ergibt

A. nur 1 ist richtig
B. nur 2 ist richtig
C. nur 3 ist richtig
D. nur 1 und 3 sind richtig
E. nur 2 und 3 sind richtig

4.030 Welche Aussage trifft zu?

Im Rahmen der Bekämpfung der Geschlechtskrankheiten hat das Gesundheitsamt folgende Aufgaben:

1. Es ist nach dem Gesetz zur Bekämpfung der Geschlechtskrankheiten Meldestelle
2. Es kann bei namentlich gemeldeten Kranken vom behandelnden Arzt eine Auskunft über deren Behandlungszustand verlangen
3. Es überwacht die organisierte Prostitution und die als Ansteckungsquelle gemeldeten Personen

A. nur 1 ist richtig
B. nur 3 ist richtig
C. nur 1 und 3 sind richtig
D. nur 2 und 3 sind richtig
E. 1 - 3 = alle sind richtig

4.031 Welche Aussage trifft zu?

Das Bundesgesundheitsamt ist

1. die vorgesetzte Dienststelle aller Gesundheitsämter
2. zuständig für die Zulassung von Arzneimitteln
3. verantwortlich für die Betäubungsmittelüberwachung
4. zuständig für den Strahlenschutz in medizinischen Einrichtungen

A. nur 1 ist richtig
B. nur 2 und 3 sind richtig
C. nur 1, 2 und 3 sind richtig
D. nur 2, 3 und 4 sind richtig
E. 1 - 4 = alle sind richtig

# ANHANG

Praktische Hinweise zur Durchführung der schriftlichen Prüfungen nach der Approbationsordnung für Ärzte

Institut für Medizinische und Pharmazeutische Prüfungsfragen, Mai 1984

## Einleitung

Ziel dieses Informationsheftes ist es, Sie mit den organisatorischen und technischen Einzelheiten der multiple-choice-Prüfungen (m.-c.-Prüfungen) nach der Approbationsordnung für Ärzte (ÄAppO) vertraut zu machen. Wir wollen Ihnen die verschiedenen Aufgabentypen vorstellen, Ihnen Bearbeitungshinweise geben und Sie über die Auswertung dieser bundeseinheitlichen Examen informieren.

## 1. Allgemeine Hinweise

### Prüfungsorganisation

Die inhaltliche Ausrichtung der Prüfungen, die Vorbereitung der Unterlagen und die Auswertung erfolgen zentral im Institut für medizinische und pharmazeutische Prüfungsfragen (IMPP). Die Meldung zum Examen und die Entscheidung über die Zulassung erfolgen dezentral bei den Landesprüfungsämtern (LPÄ) der Bundesländer. Diese Ämter führen auch die Prüfungen durch und informieren die Prüfungsteilnehmer über die Ergebnisse.

### Art der Prüfung und der Aufgaben

Die schriftlichen Examen setzen sich aus einer feststehenden Anzahl von m.-c.-Aufgaben zusammen. Jede dieser m.-c.-Aufgaben besteht aus einem Aufgabenstamm (Frage, Behauptung usw.) und 5 vorgegebenen Antworten, die mit A. bis E. gekennzeichnet sind. Von diesen Antwortalternativen wird nur _eine_ als zutreffende Lösung der Aufgabe anerkannt. Man unterscheidet je nach Konstruktionsart einer Aufgabe verschiedene Aufgabentypen, die wir Ihnen anhand von Beispielen im Kapitel 2 erläutern.

### Darbietung der Aufgaben

Die Prüfungsaufgaben werden Ihnen in einem Aufgabenheft vorgelegt. In diesem Heft sind die Aufgaben nach Aufgabentypen angeordnet und fortlaufend numeriert.

### Aufgabenbearbeitung

Zur Erfassung Ihrer Aufgabenlösungen werden Ihnen

maschinell auswertbare Antwortbelege bereitgestellt, auf denen Sie Ihre Antworten markieren müssen.
Für die Bearbeitung jeder Aufgabe (Lösung und Markierung auf den Antwortbelegen) stehen durchschnittlich 1 1/2 Minuten zur Verfügung. Um diese Zeit optimal auszunutzen, schlagen wir Ihnen vor, zunächst die Aufgaben zu lösen, deren Beantwortung Ihnen leichtfällt und sich dann erst mit den für Sie schwierigen Aufgaben zu befassen.

Bedeutung der Antwortbelege

Nur die Markierungen auf den Antwortbelegen sind die verbindliche Grundlage für die Feststellung Ihres Examensergebnisses.

Aufgabenbewertung

Eine Aufgabe gilt als richtig gelöst, wenn auf dem Antwortbeleg die als zutreffend festgesetzte Antwort markiert wurde. Eine Aufgabe wird in jedem Fall als nicht richtig gelöst gewertet, wenn keine oder mehrere Antworten markiert wurden.
Markieren Sie deshalb immer eine Antwort, auch wenn Sie die richtige Lösung nicht kennen, und vermeiden Sie Mehrfachmarkierungen

Technische Hinweise

Da die Antwortbelege maschinell ausgewertet werden, sind beim Markieren gewisse technische Richtlinien einzuhalten. Um eine schnelle und von Fehlinterpretationen freie Ergebnisermittlung zu gewährleisten, bitten wir Sie deshalb, die im Kapitel 4 zusammengestellten schreibtechnischen Regeln zu beachten.

2. Aufgabentypen

Nachfolgend wollen wir Ihnen die verschiedenen Aufgabentypen anhand von Beispielen vorstellen. Diese Beispiele sind durch Erläuterungen ergänzt, die jeden Aufgabentyp näher charakterisieren und Ihnen Empfehlungen für die Bearbeitung geben. Die Aufgabenbeispiele entsprechen in ihrer Form den Prüfungsfragen in Ihren Aufgabenheften.

Ein grundsätzlicher Hinweis:

Der in einer Prüfungsfrage angesprochene Sachverhalt bezieht sich, soweit im Aufgabentext nicht ausdrücklich besondere Bedingungen angesprochen werden, grundsätzlich auf den medizinischen oder naturwissenschaftlichen Regelfall.

## 2.1 Aufgabentyp A: Einfachauswahl

Beispiele:

1. Welche Aussage trifft zu?
   Zum Hochdruckteil des Blutkreislaufs gehört (gehören)
   A. die Art. pulmonalis
   B. die rechte Herzkammer
   C. die Art. coronaria dextra
   D. die Venen des Fußes
   E. Keine der Aussagen A. bis D. trifft zu

2. Welche Aussage trifft nicht zu?
   Im Keilbein liegen folgende Ein- oder Austrittsstellen für Nerven und Gefäße:
   A. Foramen ovale
   B. Foramen rotundum
   C. Foramen spinosum
   D. Canalis opticus
   E. Canalis facialis

3. Welcher Einzelbefund unter den folgenden Symptomen im Verlauf einer akuten Infektionskrankheit bei einem 17jährigen Patienten ist am ehesten beweisend für eine Myokarditis?
   A. Tachykardie
   B. rasche Vergrößerung des Herzschattens im Röntgenbild
   C. Galopprhythmus
   D. Abflachung der T-Welle im EKG
   E. leiser 1. Herzton

Erläuterungen:

Wie Sie den vorangestellten Beispielen entnehmen können, folgen bei diesem Aufgabentyp auf eine Frage oder unvollständige Aussage 5 mit A. bis E. gekennzeichnete Antworten oder Ergänzungen. Von diesen Antwortmöglichkeiten sollen Sie eine einzige auswählen. Je nach Formulierung der Aufgabe wird als richtige Lösung anerkannt:

| | |
|---|---|
| entweder | die einzig richtige Antwort oder Aussage (Beispiel 1: Lösung C) |
| oder | die einzig falsche Antwort oder Aussage (Beispiel 2: Lösung E) |
| oder | die im Sinne der Fragestellung beste bzw. am wenigsten zutreffende Antwort oder Aussage (Beispiel 3: Lösung B) |

Lesen Sie bitte grundsätzlich immer alle fünf
Antwortmöglichkeiten sorgfältig und vollständig
durch!

2.2 Aufgabentyp B: Aufgabengruppe mit gemeinsamem Antwortangebot - Zuordnung

Beispiel:

Ordnen Sie bitte jeder der in Liste 1 genannten
Zellarten die für sie charakteristische Eigenschaft
(Liste 2) zu.

Liste 1                  Liste 2

4 Plasmazellen           A. zeigen ausgeprägte Phagozytoseaktivität
5 Histiozyten            B. sind mehrkernig
                         C. besitzen eosinophile Granula
                         D. produzieren Gamma-Globuline
                         E. sind die Stammzellen für die
                            Zellen der Stützgewebe

Erläuterungen:

Dieser Aufgabentyp besteht aus einem Fragenstamm,
der auch aus einer allgemeinen Handlungsanweisung
bestehen kann (z.B.: "Ordnen Sie bitte den in
Liste 1 aufgeführten Begriffen die zutreffende Aussage (Liste 2) zu.") sowie
a) einer Liste mit numerierten Begriffen, Fragen
   oder Aussagen (Liste 1 = Aufgabengruppe) und
b) einer Liste von 5 durch die Buchstaben A bis E
   gekennzeichneten Antwortmöglichkeiten (Liste 2).

Sie sollen zu jeder numerierten Aufgabe der Liste 1
aus der Liste 2 die eine Antwort A bis E auswählen,
die Sie für zutreffend halten oder von der Sie
meinen, daß sie im engsten Zusammenhang mit dieser
Aufgabe steht. Beachten Sie bitte, daß eine Antwort
aus Liste 2 auch für mehrere Aufgaben aus Liste 1
die richtige Lösung bilden kann!
In unserem Beispiel ist D die Lösung für Aufgabe
Nr. 4 und A die Lösung für Aufgabe Nr. 5.
Wenn Sie Ihre Lösungen im Aufgabenheft kennzeichnen wollen, schreiben Sie sich am besten - wie
im nachfolgenden Beispiel - die Lösungsbuchstaben
(A. bis E.) an die entsprechenden Aufgabennummern.

## 2.3 Aufgabentyp C: Kausale Verknüpfung

Beispiel:

6 Die erste Rippe ist an ihrem sternalen Ende durch die Haut nicht tastbar,

weil

die erste Rippe vom Schlüsselbein verdeckt wird.

Erläuterungen:

Dieser Aufgabentyp besteht aus drei Teilen:
Teil 1: Aussage 1    Die erste Rippe ist an ihrem sternalen Ende durch die Haut nicht tastbar
Teil 2: Aussage 2    die erste Rippe vom Schlüsselbein verdeckt wird
Teil 3: Kausale Verknüpfung    weil

Prüfen Sie zunächst, ob Aussage 1 richtig oder falsch ist.
Prüfen Sie dann, ob Aussage 2 richtig oder falsch ist.
Wenn beide Aussagen richtig sind, müssen Sie noch prüfen, ob die kausale Verknüpfung beider Aussagen (weil) richtig oder falsch ist.
Bitte beachten Sie dabei, daß die Aussage 2 nicht unbedingt die alleinige Begründung für Aussage 1 sein muß.
Wenn Sie die einzelnen Teile geprüft haben, sehen Sie in die nachfolgende Tabelle:

| Antwort | Aussage 1 | Aussage 2 | Verknüpfung |
|---|---|---|---|
| A | richtig | richtig | richtig |
| B | richtig | richtig | falsch |
| C | richtig | falsch | — |
| D | falsch | richtig | — |
| E | falsch | falsch | — |

Dieses Lösungsschema ist im Aufgabenheft auf den Seiten aufgeführt, die Aufgaben von diesem Typ enthalten.
Hier sind die mit A bis E gekennzeichneten möglichen Antworten aufgeführt. Wählen Sie anhand dieser Tabelle die richtige Antwort aus. Für unser Beispiel bedeutet das:
Aussage 1: richtig
Aussage 2: richtig
Die kausale Verknüpfung ist richtig, also ist A die Lösung.
Für diesen Aufgabentyp geben wir noch folgendes Beispiel:

7 Zur Behandlung der durch Halothan induzierten Blutdrucksenkung ist eine Noradrenalininfusion zweckmäßig,

weil

die Blutdrucksenkung durch die Halothannarkose mit einer negativ inotropen Wirkung am Herzen verbunden ist.

Bei dieser Aufgabe ist die Aussage 1 falsch und die Aussage 2 richtig. Eine Überprüfung der kausalen Verknüpfung entfällt somit. Die richtige Antwort lautet D.
Die Aufgabe vom Typ C kann auch mit einem kurzen Vorspann verknüpft sein, in dem ein Sachverhalt geschildert ist, auf den in Aussage 1 und/oder Aussage 2 Bezug genommen wird.
Hierfür sei folgendes Beispiel gegeben:

8 Ein 24jähriger Patient erleidet eine Trümmerfraktur des Tibiakopfes unter Mitbeteiligung des Fibulaköpfchens. Bei diesem Patienten ist eine Funktionsprüfung des N. peroneus communis erforderlich,

weil

sich bei unbehandelten Läsionen des N. peroneus communis innerhalb von 2 - 4 Wochen ein Hackenfuß entwickelt.

Erläuterungen:

| | |
|---|---|
| Vorspann | Ein 24jähriger Patient erleidet eine Trümmerfraktur des Tibiakopfes unter Mitbeteiligung des Fibulaköpfchens |
| Teil 1: Aussage 1 | Bei diesem Patienten ist eine Funktionsprüfung des N. peroneus communis erforderlich |
| Teil 2: Aussage 2 | sich bei unbehandelten Läsionen des N. peroneus communis innerhalb von 2 - 4 Wochen ein Hackenfuß entwickelt |

Teil 3: Kausale Ver-
       knüpfung      weil

In dieser Aufgabe ist die Aussage 1, die auf den Vorspann Bezug nimmt, richtig; die Aussage 2 ist hingegen falsch.
Die Überprüfung der kausalen Verknüpfung erübrigt sich damit. Als richtige Antwort ergibt sich somit C.

## 2.4 Aufgabentyp D: Aussagenkombination

Beispiel:

9 Welche der folgenden Reaktionen sind Redoxreaktionen?

1. $CO_2 + H_2O \longrightarrow H_2CO_3$
2. $2H_2 + O_2 \longrightarrow 2H_2O$
3. $2Br^- + Cl_2 \longrightarrow Br_2 + 2Cl^-$
4. $H_3PO_4 + H_2O \longrightarrow H_2PO_4^- + H_3O^+$

A. keine der Aussagen trifft zu
B. nur 1 und 3 sind richtig
C. nur 2 und 3 sind richtig
D. nur 1, 3 und 4 sind richtig
E. 1 - 4 = alle sind richtig

Erläuterungen:

Dieser Aufgabentyp besteht aus:
a) einer Frage oder unvollständigen Aussage,
b) mehreren durch Zahlen gekennzeichneten Aussagen sowie
c) mit den Buchstaben A bis E gekennzeichneten Antworten (Aussagenkombinationen).

Prüfen Sie zunächst alle durch die Zahlen gekennzeichneten Aussagen und markieren Sie diejenigen, die Sie im Sinne der Aufgabe für richtig halten. Hierbei können eine oder keine Aussage, aber auch mehrere Aussagen richtig sein. Anschließend wählen Sie aus den mit A bis E gekennzeichneten Antworten diejenige aus, die nach ihrer Meinung zutreffend ist.
Auf unser Beispiel bezogen, bei dem die Aussagen 2 und 3 richtig sind, würde als Lösung C markiert werden.

## 2.5 Aufgabenfolge

Beispiel:

Die folgenden Angaben beziehen sich auf die Aufgaben Nr. 10 bis 12.

Ein 50jähriger Mann wurde von einem starken, zusammengeschnürten Schmerz in der linken vorderen Brustseite aus dem Schlaf gerissen. Der Schmerz strahlte in den linken Arm aus und ließ auch, nachdem der Patient in Abständen von je 5 Minuten 10 Nitroglycerintabletten genommen hatte, kaum nach.

Befunde:

Kalter Schweiß
Blutdruck 100/80 mm Hg; Puls 100/min, regelmäßig. Feuchte Rasselgeräusche über den unteren Lungenpartien, leise Herztöne, keine Geräusche oder Arrhythmien. Periphere Pulse alle tastbar.

10 Die wahrscheinlichste Diagnose ist:

   A. Angina pectoris
   B. Aneurysma dissecans der Aorta
   C. akute Lungenembolie
   D. akuter Myokardinfarkt
   E. akute Perikarditis

11 Welche der folgenden Maßnahmen ist am besten geeignet, die Diagnose zu sichern?

   A. Bestimmung der LDH i.S.
   B. Messung des Zentralvenendrucks
   C. Hämatokritbestimmung
   D. Lungenübersichtsaufnahme
   E. EKG

12 Welcher der folgenden Enzym-Serumspiegel ist bei diesem Patienten kurz nach dem akuten Ereignis meist erhöht?

   A. alkalische Phosphatase
   B. GGT (Gammaglutamyltransferase)
   C. saure Phosphatase
   D. Amylase
   E. CK (Kreatinkinase)

Erläuterungen:

Bei dieser Aufgabenform sind zwei oder mehrere Aufgaben zu einer Folge mit gemeinsamem Bezug zusammengestellt. Dieser gemeinsame Bezug ist in dem Vorspann dargelegt. Jede dieser Aufgaben kann einem der bisher dargestellten Aufgabentypen entsprechen. Bei jeder Aufgabe ist wieder die Lösung aus den fünf angebotenen Antworten A bis E auszuwählen.
Im vorstehenden Beispiel entsprechen die Aufgaben Nr. 10 bis Nr. 12 dem Aufgabentyp A: Einfachauswahl. In den verschiedenen Aufgabentypen kann gegebenenfalls auch Bildmaterial verwendet sein. Wesentlich ist, daß die zusammengehörenden Aufgaben durch den vorangestellten Satz dem Vorspann zugeordnet werden: "Die folgenden Angaben beziehen sich auf die Auf-

gaben Nr.....bis Nr....." (hier Nr. 10 bis Nr. 12).
Die Lösungen im angegebenen Beispiel lauten:
10 D, 11 E, 12 E.

2.6 Bildmaterial

3. Prüfungsablauf

3.1 Übersicht

In den folgenden Tabellen haben wir für Sie den Prüfungsstoff, die Aufgabenzahl sowie die Bearbeitungszeit für die schriftlichen Prüfungsabschnitte nach der Approbationordnung für Ärzte zusammengestellt.

Ärztliche Vorprüfung

|        | Prüfungsstoff | Anzahl der Aufgaben | Bearbeitungszeit |
|--------|---------------|---------------------|------------------|
| 1. Tag | Physik für Mediziner und Physiologie | 80 | 4 Std. |
|        | Chemie für Mediziner und physiologische Chemie | 80 | |
| 2. Tag | Biologie für Mediziner und Anatomie | 100 | 4 Std. |
|        | Medizinische Psychologie und medizinische Soziologie | 60 | |

Erster Abschnitt der Ärztlichen Prüfung

|        | Prüfungsstoff | Anzahl der Aufgaben | Bearbeitungszeit |
|--------|---------------|---------------------|------------------|
| 1. Tag | Grundlagen der Pathologie und der Neuropathologie, der Humangenetik, der Medizinischen Mikrobiologie und der Geschichte der Medizin | 110 | 4½ Std. |
|        | Grundlagen der klinischen Untersuchung, der Erstversorgung akuter Notfälle und der Radiologie | 70 | |

Erster Abschnitt der Ärztlichen Prüfung (Fortsetzung)

|  | Prüfungsstoff | Anzahl der Aufgaben | Bearbeitungszeit |
|---|---|---|---|
| 2. Tag | Grundlagen der Pharmakologie und Toxikologie, der Pathophysiologie und Pathobiochemie, der Klinischen Chemie und der Biomathematik | 110 | 2¾ Std. |

Zweiter Abschnitt der Ärztlichen Prüfung

|  | Prüfungsstoff | Anzahl der Aufgaben | Bearbeitungszeit |
|---|---|---|---|
| 1. Tag | Nichtoperatives Stoffgebiet | 180 | 4½ Std. |
| 2. Tag | Operatives Stoffgebiet | 120 | 3 Std. |
| 3. Tag | Operatives Stoffgebiet | 80 | 4½ Std. |
|  | Nervenheilkundliches Stoffgebiet | 100 |  |
| 4. Tag | Ökologisches Stoffgebiet und Allgemeinmedizin | 100 | 2½ Std. |

Dritter Abschnitt der Ärztlichen Prüfung (schriftlicher Teil)

|  | Prüfungsstoff | Anzahl der Aufgaben | Bearbeitungszeit |
|---|---|---|---|
| ein Tag | Innere Medizin Chirurgie | 100 80 | 4½ Std. |

## 3.2 Prüfungsunterlagen

An jedem Prüfungstag erhalten Sie zu Beginn der Prüfung alle für das Examen notwendigen Unterlagen, und zwar:

- das Aufgabenheft
- den zur Erfassung Ihrer Aufgabenlösungen erforderlichen maschinenlesbaren Antwortbeleg und
- das für die Prüfungsbearbeitung erforderliche Schreibmaterial.

Die Aufgabenhefte werden in verschiedenen Auflagen bereitgestellt, gekennzeichnet durch die Buchstaben

A oder B auf dem Deckblatt der Hefte.
Die Antwortbelege sind ebenfalls mit einer Auflagenkennzeichnung versehen.

Damit bei der Auswertung die Prüfungsergebnisse einwandfrei personenbezogen zugeordnet werden können, bitten wir Sie, vor Beginn der Aufgabenbeantwortung folgende Punkte zu beachten:

- Überprüfen Sie genau die Personalangaben, die auf dem Ihnen vorgelegten Antwortbeleg ausgedruckt sind.
- Kontrollieren Sie, ob die Auflage Ihres Aufgabenheftes mit der Auflagenkennung Ihres Antwortbeleges übereinstimmt.
- Melden Sie fehlerhafte Eintragungen und Nichtübereinstimmung der Auflagenkennzeichnungen sofort der Aufsicht, die Ihre Berichtigung erfassen wird.
- Nehmen Sie bitte keine Änderungen der Belegeintragungen vor - Sie gefährden die sichere maschinelle Auswertung.
Befolgen Sie bitte die Anweisungen des Aufsichtspersonals.

### 3.2.1 Aufgabenheft

Das Aufgabenheft enthält alle Prüfungsaufgaben des jeweiligen Prüfungstages. Sie sind nach den in dieser Anleitung beschriebenen Typen geordnet.

In jedem Aufgabenheft sind die einzelnen Aufgabentypen nochmals erläutert.

Auf den Umschlagseiten der Aufgabenhefte ist jeweils eine Kurzfassung der technischen Bearbeitungshinweise abgedruckt.

Farbige Darstellungen sowie Röntgenbilder, EKG usw., die zur Abbildung Kunstdruckpapier erfordern, werden Ihnen gesondert ausgehändigt.

### 3.2.2 Antwortbeleg

Zum Markieren Ihrer Lösungen steht Ihnen an jedem Prüfungstag ein maschinell lesbarer Antwortbeleg zur Verfügung. Nur dieser ist die verbindliche Grundlage für die Auswertung der Prüfung. Achten Sie deshalb streng darauf, daß Sie die Lösungen, die Sie für zutreffend halten, unbedingt auf Ihrem Antwortbeleg markieren. Behandeln Sie den Antwortbeleg äußerst pfleglich - insbesondere die linke Kante mit den Steuermarken für die maschinelle Beleglesung. Hier dürfen Sie keine Punkte oder Striche als persönliche Notizen anbringen.

4. **Technische Hinweise zum Markieren des Antwortbeleges**

Um die Antwortbelege maschinell lesen zu können und um Fehlinterpretationen Ihrer Lösungsangaben zu vermeiden, bitten wir Sie, die folgenden Hinweise zu beachten:

- Verwenden Sie zur Markierung nur den zur Verfügung gestellten Bleistift. Bitte nicht mit zu spitzem Bleistift arbeiten.
- Achten Sie beim Markieren genau darauf, daß die Lösungen den richtigen Aufgabennummern zugeordnet werden. Kontrollieren Sie abschließend nochmals, ob es keine versehentlich leer gelassenen Antwortzeilen gibt, bei denen die Antwortzeile darunter oder darüber zwei Markierungen enthält.
- Markieren Sie Ihre Lösungen durch kräftige waagrechte Striche.
- Markierungen dürfen nicht
  - zu schwach oder zu kurz sein,
  - so lang sein, daß sie in die benachbarte Markierungsstelle hineinreichen,
  - unter- oder oberhalb der Markierungsstelle oder schräg angebracht werden.
- Haben Sie versehentlich an der falschen Stelle markiert, so radieren Sie diese Markierung äußerst sorgfältig und vollständig aus. Achten Sie dabei darauf, daß Sie nicht eine Markierung in der Zeile darüber oder darunter ebenfalls ausradieren.
- Außer in den vorgegebenen Markierungsstellen sind Eintragungen nicht zulässig.
- Behandeln Sie Ihren Antwortbeleg sorgfältig, insbesondere die linke Kante mit den Steuermarken für die maschinelle Beleglesung!
Er darf nicht verschmutzt, gefaltet oder sonstwie beschädigt sein.
Sollten Sie trotz aller Vorsicht Ihren Antwortbeleg beschmutzen oder beschädigen, melden Sie dies dem Aufsichtspersonal, das Ersatzbelege bereithält.

Eine Kurzfassung dieser technischen Hinweise finden Sie an jedem Prüfungstag auf den Umschlagseiten Ihres Aufgabenheftes.

5. **Auswertung der Prüfungen**

Um Ihnen eine Vorstellung darüber zu vermitteln, welche Verfahrensschritte ablaufen, bis Sie über den Ausgang des Examens benachrichtigt werden, wollen wir Ihnen hier die wichtigsten Informationen über die Durchführung der Auswertung zusammenstellen.

Unmittelbar nach den Prüfungen in den Bundesländern übergeben die Landesprüfungsämter dem IMPP die mar-

kierten Antwortbelege zur Auswertung. Diese Belege
werden hier nach den erforderlichen Eingangskontrollen maschinell gelesen, wobei die Antwortdaten zusammen mit den Personalangaben auf Magnetband abgespeichert werden. Anschließend werden diese Daten
mit Programmen sogenannten Plausibilitätsprüfungen
unterzogen. Hierbei werden alle nicht verfahrensgerecht markierten Antwortbelege aufgesucht und protokolliert. Ein Vergleich dieses Protokolls mit den
angezeigten Antwortbelegen und eine entsprechende
Aufbereitung des Datenbestandes, die auch die Berichtigung der als fehlerhaft erkannten Personalangaben einschließt, führen schließlich zu der Datei, auf die sich die Auswertung bezieht.

Da der nicht unerhebliche Zeitaufwand für diese
Kontrollphase fast ausschließlich von der Qualität
der Markierungen auf den Antwortbelegen abhängt,
können die Examenskandidaten durch eine den Regeln
entsprechende Bearbeitung beschleunigend auf die
Ergebnisermittlung einwirken. Fehlerhafte Markierungen, Bemerkungen und Zusätze auf den Belegen
führen ebenso zu Störungen im Ablauf wie unsaubere
Radierungen.

Im Anschluß an weitere Verfahrenskontrollen, in
deren Verlauf auch statistische Aufgabenanalysen
vorgenommen werden, erfolgen die kandidatenbezogene
Auswertung und der Druck der Ergebnisunterlagen.
Zur Feststellung der Examensresultate übergibt das
IMPP den zuständigen Landesprüfungsämtern die in der
ÄAppO festgelegten Ergebnisbescheide und erste statistische Übersichten. Schließlich stellt das IMPP
den Landesprüfungsämtern die ausgewerteten Antwortbelege und entsprechende Lösungsschablonen bereit.

Die Benachrichtigung über Ihre Examensleistungen
erhalten Sie also nur von dem Landesprüfungsamt,
bei dem Sie sich zum Examen gemeldet haben.

Vermeiden Sie bitte schriftliche und telefonische
Anfragen nach individuellen Prüfungsergebnissen
beim IMPP. Auch die Aufgabenlösungen werden durch
das IMPP nicht weitergegeben, sondern ausschließlich den Landesprüfungsämtern zur Verfügung gestellt.

Das IMPP wickelt die oben skizzierten Arbeiten zur
Auswertung unter Einsatz moderner Geräte ab und ist
gemeinsam mit den Landesprüfungsämtern bestrebt,
die Prüfungsresultate schnellstmöglich bereitzustellen. Haben Sie aber bitte dafür Verständnis,
daß die Auswertung wegen der Sicherheits- und Zuverlässigkeitsanforderungen, wegen der großen Kandidatenanzahl und nicht zuletzt wegen des Transports

der Unterlagen zwischen den Bundesländern und dem
IMPP eine Mindestzeit beansprucht, die auch mit noch
größerem technischen Aufwand kaum unterschritten
werden kann. Aus diesem Grunde bitten wir Sie, die
Auswertungszeit abzuwarten und von vorzeitigen Anfragen bei Ihrem Landesprüfungsamt abzusehen.

Sollten nach Durchsicht des vorliegenden Heftes
noch Unklarheiten bestehen, wenden Sie sich bitte an
Ihr Landesprüfungsamt.

MIX
Papier aus verantwortungsvollen Quellen
Paper from responsible sources
FSC® C105338

If you have any concerns about our products,
you can contact us on
**ProductSafety@springernature.com**

In case Publisher is established outside the EU,
the EU authorized representative is:
**Springer Nature Customer Service Center GmbH
Europaplatz 3, 69115 Heidelberg, Germany**

Printed by Libri Plureos GmbH
in Hamburg, Germany